AF463041

Dr J. GUÉRIDO

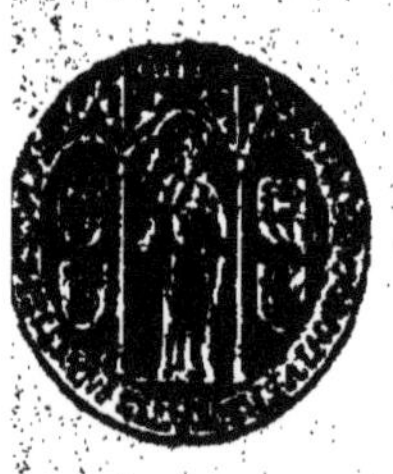

rouge

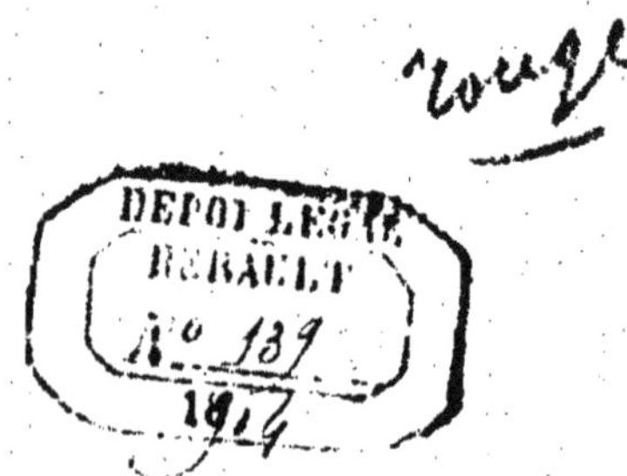

L'Aphasie Amnésique

MONTPELLIER
G. FIRMIN, MONTANE ET SICARDI

L'Aphasie Amnésique

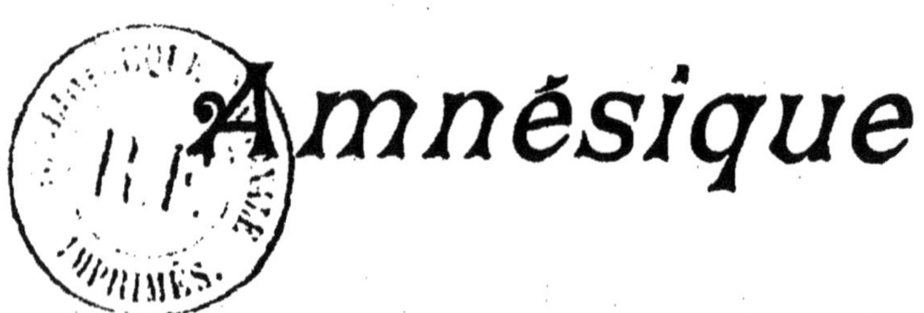

PAR

J. GUÉRIDO
DOCTEUR EN MÉDECINE

MONTPELLIER
IMPRIMERIE G. FIRMIN, MONTANE ET SICARDI
Rue Ferdinand Fabre et quai du Verdanson

1904

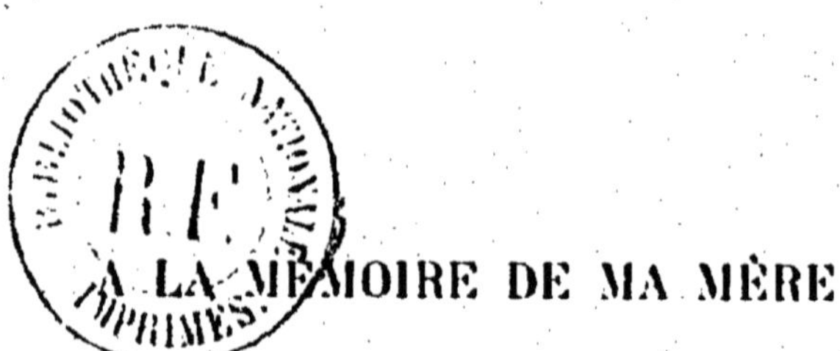

À LA MÉMOIRE DE MA MÈRE

J. GUÉRIDO

A MON PÈRE

J. GUÉRIDO.

A MON PRÉSIDENT DE THÈSE

MONSIEUR LE PROFESSEUR GRASSET

PROFESSEUR DE CLINIQUE MÉDICALE A L'UNIVERSITÉ DE MONTPELLIER

ASSOCIÉ NATIONAL DE L'ACADÉMIE DE MÉDECINE

CHEVALIER DE LA LÉGION D'HONNEUR

J. GUÉRIDO.

A MONSIEUR LE PROFESSEUR-AGRÉGÉ VIRES

CHARGÉ DU COURS DE CLINIQUE DES MALADIES DES VIEILLARDS
MÉDECIN DE L'HÔPITAL-GÉNÉRAL

J. GUÉRIDO.

AVANT-PROPOS

Il y a toujours quelque orgueil à s'appesantir sur la modestie d'une de ses œuvres. Nous ne ferons donc que signaler à nos juges le peu de prétention de ce travail, leur laissant le soin de le critiquer avec leur coutumière bienveillance.

Nous esquisserons seulement à grands traits le plan général que nous avons cru devoir suivre.

I. — Partant de ce principe que les troubles d'une fonction ne peuvent être compris si l'on ne connaît au préalable cette fonction à l'état normal, nous nous sommes efforcé d'étudier dans une première partie la mémoire et le langage. Nous appuyant sur les acquisitions les plus récentes de la psychologie et de la physiologie, nous avons décomposé chacune de ces fonctions en leurs éléments, montrant d'une part que la mémoire n'est pas une entité, d'autre part que le langage a un mécanisme des plus complexes ; et nous avons conclu en faisant ressortir les rapports étroits qui unissent, qui lient l'une à l'autre ces deux fonctions.

II. — A l'appui de ces conclusions, la pathologie vient fournir des preuves nombreuses. Nous les étudions brièvement dans le paragraphe suivant, tout entier consacré aux amnésies et aux aphasies. Successivement nous passons en revue les localisations, le mécanisme, les classifications, la symptomatologie, le diagnostic, et désormais bien armés nous abordons la partie principale de notre sujet : *l'aphasie amnésique.*

III. — Après avoir exposé les vicissitudes qu'elle a subies depuis un siècle, nous nous efforçons de prouver que l'aphasie amnésique existe non pas en tant que variété « univoque » comme le prétend le professeur Pitres, mais ainsi que le dit le professeur Grasset, tantôt comme relevant d'une altération sus-polygonale (psycho-nucléaire) tantôt comme faisant partie du groupe des aphasies polygonales ou trans-polygonales. Ces conclusions sont basées sur des observations diverses et en particulier sur celle d'un malade de la clinique des vieillards (service de M. le professeur agrégé Vires).

Cet humble travail, nous le dédions à la mémoire de notre mère, comme un faible témoignage du profond amour que nous n'avons jamais cessé de lui manifester.

En ce jour qui pour tant d'autres est un jour de joie, et qui pour nous est voilé de tristesse, notre pensée lui appartient toute.

M. le professeur Grasset nous a fait un très grand honneur

en acceptant la présidence de notre thèse. Nous lui adressons l'expression de notre plus vive reconnaissance.

Au cours d'une de ses très intéressantes causeries cliniques, M. le professeur agrégé Vires nous a inspiré le sujet de notre thèse; nous sommes heureux de lui exprimer ici toute notre gratitude.

L'Aphasie Amnésique

PREMIÈRE PARTIE

LA MÉMOIRE ET LE LANGAGE

I. — La Mémoire

L' « intelligence sans la mémoire est un crible » (Boiste). Cette formule concise indique bien toute la part qui revient à la mémoire dans les opérations psychiques. Déjà Pascal avait écrit que la mémoire est nécessaire pour toutes les opérations de la raison. « C'est, dit M. Richet, la clef de voûte de l'édifice intellectuel » et « sans elle, il n'y aurait ni jugement, ni raisonnement, ni imagination, ni conscience, ni personnalité ; sans elle l'expérience serait stérile, l'éducation impossible, la perfectibilité nulle : sans elle, nous n'aurions pas d'idées, car l'idée que nous nous faisons d'une chose, est toujours formée par la collection de nos souvenirs relatifs à cette chose. » (Pitres.) Les anciens psychologues avaient si bien compris l'importance considérable de la mémoire qu'ils en avaient fait une des grandes « facultés de l'âme ». Pour eux, elle était *une*, indivisible. Certains spiritualistes même, faisaient de l'existence de la mémoire une des preuves les plus solides de l'existence de l'âme. « Par cela même qu'elle permet de conserver pendant très longtemps et identiques des faits conscients, tandis que l'organisme se renouvelle plusieurs fois intégralement, la mémoire prouverait l'existence de l'âme, substance modifiée par les souvenirs et qui seule demeure immuablement. » De nos jours, sortant du domaine purement psychologique, le problème de la mémoire a été porté sur le terrain de la psychologie expérimentale et de la clinique. En détruisant la mémoire en tant qu'entité psychologique, les observateurs, les cliniciens et les expérimentateurs ont enlevé aux spiritualistes (ou du moins à certains d'entre eux) un de leurs arguments en faveur de l'existence de l'âme : il leur en reste d'autres beaucoup plus sérieux.

Nous passerons rapidement en revue l'historique de la question pour arriver aux conceptions actuelles sur la mémoire.

Historique. — Pline le naturaliste avait déjà remarqué que rien n'est plus fragile que la mémoire de l'homme ; « les maladies, les chutes, une simple frayeur, l'altèrent, » soit complètement, soit partiellement : un homme » frappé d'une pierre n'oublie que les lettres ; un homme » tombé d'un toit très élevé ne reconnaissait plus ni sa » mère, ni ses parents ; une maladie a enlevé à un autre » le souvenir de ses esclaves ; l'orateur Messala-Corvi» nius oublia son propre nom. »

D'après M. Sollier, le plus ancien travail systématique paru sur les amnésies date de 1817. Il est dû à Louyer-

Villermay et a pour titre : « Essai sur les maladies de la mémoire ». L'élan était donné, et depuis, les travaux se multiplièrent à l'envi. Gall, le premier (1819), essaya de s'élever contre les doctrines qui soutenaient que la mémoire était une faculté primordiale de l'esprit. Pour lui elle n'est qu'un attribut général des divers centres d'activité cérébrale. « La mémoire de la musique a son siège dans l'organe de la musique, la mémoire des chiffres dans l'organe du calcul, la mémoire des lieux dans l'organe du sens des localités ou des rapports des espaces. » Après lui, les anatomistes et les anatomo-pathologistes cherchèrent à déterminer les points du cerveau où se localisent les sensations, les images, les émotions et, par conséquent, leurs souvenirs. A cette période se rattachent les noms de Broca (1861), Wernicke, Kussmaul, Charcot, Flechsig, pour ne citer que les plus importants. Avec M. Ribot (1883), la psychologie s'allie à la clinique et à l'expérimentation et le problème de la mémoire prend une ampleur inconnue jusqu'alors. Les résultats en sont des plus heureux. Reprenant les idées de Gall, mais les étayant sur des bases scientifiques nouvelles et des données psychologiques récentes, M. Ribot établit que « *en fait, il n'y à pas une mémoire, mais des mémoires* ». « Au lieu d'une faculté unique, des rouages multiples, au » lieu de modifications simples immuablement fixées » dans l'esprit, des associations dynamiques plus ou » moins stables et dont certains éléments se détachent » pour entrer dans d'autres agrégats ; la disparition des » souvenirs par couches successives, et en cas de guérison » leur restauration dans l'ordre inverse, voilà autant de » conclusions neuves qui bouleversent les théories clas- » siques. »

Analyse d'un acte mnésique. — La mémoire n'est donc pas une entité, et sous ce terme, on désigne, par abstraction, une série de phénomènes complexes, une suite d'opérations que va nous révéler l'analyse d'un acte mnésique.

Soit un fait quelconque; pour en garder le souvenir, il faut d'abord le *fixer*, il faut, suivant l'expression du professeur Pitres, « que les images des sensations se gravent dans le cerveau et s'y conservent à l'état latent ». Mais à quoi nous servirait d'emmagasiner, d'entasser des images, si nous ne pouvons les raviver, les rappeler, les reproduire. Enfin, un troisième élément indispensable est celui qui nous permet de classer le fait ancien, de le distinguer des faits actuels, de le localiser dans le temps. Donc, on retient, on reproduit, on reconnait; par suite nous pouvons envisager trois mémoires distinctes : une mémoire de fixation, une mémoire de reproduction, une mémoire d'identification. Les deux dernières peuvent être réunies sous le vocable de recollection. Toutes ces mémoires sont susceptibles d'être troublées, soit ensemble, soit séparément, et l'on comprend de suite l'importance qu'il y a à connaître le fonctionnement normal de chacune d'elles, pour mieux en apprendre, dans la suite, les perturbations.

A. Mémoire de fixation.— Comme l'écrit Van Biervliet, « personne ne peut dire au juste ce qu'est une représentation sensible, une émotion; sont-ce des modifications moléculaires ou anatomiques, quelque chose de semblable à des courants électriques, comme d'aucuns encore le soutiennent; je n'en sais rien ; mais quelle que soit leur nature, les images cérébrales sont des quantités de mouvement; ces mouvements, traversant les centres nerveux, doivent les déformer, et par conséquent y laisser une modification constante, diminutif de la modification intense qui est l'image actuelle, et cela non seulement dans les cellules de l'écorce où la représentation devient consciente, mais dans les fibres nerveuses qui y mènent ou en partent ; partout où un courant nerveux a passé, depuis l'organe des sens qui l'a reçu d'abord jusqu'au muscle dans la contraction duquel il s'est résolu, il laisse une déformation plus ou moins profonde d'après les parties traversées. »

Il résulte de ce que nous venons de dire que la mémoire de fixation est due à une modification constante des cellules de l'écorce ; elle est l'ensemble des actes par lesquels le cerveau conserve des traces des impressions sensitives qui l'ont pénétré, impressions qui peuvent plus tard renaître sous forme de souvenir.

Pénétration de l'image et conservation sont donc les deux étapes de la fixation. C'est, comme le dit le professeur Grasset, une fonction purement polygonale. A, V, M, E, est le siège de la mémoire. A, des mots entendus ; V, des mots lus ; M, des mots à dire, E, des mots à écrire.

Diverses conditions facilitent ces étapes :

a) Une sensation initiale forte et répétée ;

b) Une attention soutenue du sujet; ce qui explique le mot de Lewis : « L'attention est le burin de la mémoire. »

c) Une aptitude individuelle innée.

Les images une fois fixées doivent se reproduire et s'identifier. Ces deux actes nouveaux sont le fait de la mémoire de recollection.

---

(1) Voir le schéma p. 36.

B. Mémoire de recollection. (Évocation, reproduction et identification). — La reproduction ou réviviscence, c'est-à-dire l'acte par lequel l'image emmagasinée antérieurement devient consciente, est précédée de l'évocation et suivie de la reconnaissance. D'après le professeur Pitres, l'évocation est l'excitant physiologique normal de la réminiscence, « elle est représentée ou bien par des associations d'idées qui éveillent successivement des groupes de souvenirs, ou bien par un effort d'attention, une application volontaire de l'esprit à la recherche d'un souvenir spécial ».

Quant à la reconnaissance ou identification, on l'a définie : le phénomène par lequel nous reconnaissons une image qui se reforme, parce que nous la comparons à une autre ou à plusieurs autres identiques. Nous préférons l'interprétation de Van Biervliet, et avec lui nous disons : « Une représentation, une émotion, une idée qui réapparaît est reconnue, non parce que nous la comparons à d'autres représentations anciennes conservées dans l'écorce et qui réapparaissent à l'occasion de cette stimulation nouvelle, mais parce que nous la comparons à la masse des autres représentations et sensations nouvelles, qui, à chaque instant, affluent dans la conscience. » Avec le professeur Grasset, nous ferons de la mémoire de recollection une fonction sus-polygonale : c'est O qui évoque les images polygonales, les reconnaît dans sa mémoire psychique supérieure et fait revivre l'idée correspondante.

Cette analyse, bien que rapide, nous permet néanmoins de justifier la définition suivante de la mémoire, définition que nous empruntons au professeur Pitres, tout en la modifiant légèrement :

La mémoire est une fonction complexe, par laquelle les

images des sensations antérieurement conçues sont fixées, conservées dans l'esprit, rappelées à la conscience et localisées dans le passé.

Or, toute fonction suppose un organe : cet organe, c'est le cerveau.

Siège de la mémoire. — Comme toutes les facultés intellectuelles, la mémoire n'a pas dans le cerveau une localisation étroite et précise. On ne peut pas dire qu'elle y occupe un centre unique, autonome, anatomiquement distinct Sans doute, après la célèbre découverte de Broca (1861), on chercha à localiser dans l'écorce cérébrale les sièges des images sensitives et motrices et par conséquent de leurs souvenirs. On en arriva même à diviser le cerveau en compartiments, dont chacun était subdivisé en un certain nombre de cases affectées aux souvenirs ; toutes les impressions sensorielles étaient contenues dans la moitié postérieure du cerveau, sensitive ; tous les souvenirs des mouvements siégeant dans la partie antérieure, motrice.

Meynert, un des premiers, admit que tous les souvenirs sont sensitivo-moteurs, « puisqu'ils représentent un objet sous une forme sensible (vus, sentis, goûtés, entendus) et qu'ils produisent quelque part dans la musculature une modification dans la tonicité. »

Toute sensation, émotion, image, tout mouvement, laisse une trace plus ou moins profonde suivant son temps de séjour et son intensité. Les régions impressionnées ne sont pas limitées, elles siègent dans toute l'écorce et non seulement dans quelques stations terminales, mais dans les fibres qui les unissent. Cette dissémination, ces multiples voies de communication, expliquent les suppléances qui peuvent se produire.

D'une façon générale on peut dire que les souvenirs des modifications conscientes siègent dans l'écorce cérébrale du côté gauche chez les droitiers, du côté droit chez les gauchers.

Mécanisme de la mémoire. — « L'évocation part des » neurones de la psychicité, la reviviscence est fonction » des neurones sensoriels, la reconnaissance s'opère dans » des éléments anatomiques, autres que ceux qui servent » aux perceptions simples ou à l'élaboration des idées, si » bien qu'un nombre immense de cellules disséminées » dans des régions très différentes de la masse cérébrale » participent à des titres divers à l'exécution des actes » mnésiques les plus simples, sans qu'aucun d'eux ait le » monopole exclusif de la mémoire. Les centres senso- » riels corticaux ne sont pas isolés du reste de l'encé- » phale et n'ont pas de fonctionnement autonome. Chacun » d'eux est formé par des groupes de cellules que des » neurones d'association munis de prolongements infini- » ment compliqués, relient à toutes les autres parties de » l'écorce. Les cellules pyramidales qui entrent dans leur » composition enregistrent les impressions sensitives » spéciales qui leur sont apportées de la périphérie par » leur prolongement cylindraxile ; elles les fixent, les » conservent, et peuvent les reproduire sous forme » d'images mnésiques lorsqu'elles y sont sollicitées par » les excitations vocatrices parties des neurones psychi- » ques. » (Pitres.)

Mais alors, objectera-t-on, si une lésion quelconque vient détruire ces cellules ou désorganiser quelqu'un de ces centres, les images qui s'y trouvaient enregistrées doivent fatalement disparaître et ne peuvent plus être reproduites. Cette objection serait parfaitement fondée si ces cellules ou ces centres étaient indépendants les uns des autres. En réalité, l'altération d'une ou de plusieurs cellules n'amène pas la perte de la fonction mnésique générale, « pas plus que l'oblitération de quelques alvéoles » pulmonaires n'implique la perte de la fonction respira- » toire, ou la destruction d'une glande salivaire la perte » de la fonction digestive ».

Des différents types de mémoires. — Pour être complet, il nous reste encore à dire quelques mots des différents types de mémoire. En se plaçant au point de vue physiologique on les a divisés en cinq classes : mémoire visuelle — auditive - olfactive — gustative — tactile. En réalité, il n'y a pas plus de mémoires partielles qu'il n'y a une mémoire générale. Ce sont là des types idéaux, et il existe surtout des types complexes chez lesquels ces éléments primordiaux prédominent plus ou moins selon l'hérédité, la race, la disposition congénitale, la nationalité, l'éducation surtout, c'est-à-dire, en prenant ce mot dans son sens le plus large possible « toutes les conditions de milieu et de temps qui influent sur l'homme ». Il y faut joindre la culture intellectuelle, et l'éducation spéciale. De toutes ces conditions diverses, il sera nécessaire de tenir compte lorsqu'il s'agira de la rééducation.

II. — Le Langage

Si la mémoire est indispensable aux opérations de la raison, si sans elle il n'y a point de pensée, comment pourrions-nous extérioriser celle ci si nous n'avions à notre disposition cet instrument merveilleux qu'est le langage.

La distinction que l'on a voulu établir entre le langage naturel et le langage artificiel ne nous paraît fondée qu'en apparence. Les cris, les gestes, par lesquels l'animal exprime ses sentiments, ses joies, ses souffrances sont un langage expressif, une réaction automatique du système nerveux, un *réflexe*, qui ne semble nullement comparable au langage articulé de l'homme. Et pourtant celui-ci dérive de celui-là. L'homme, qui, à l'origine, agissait et parlait comme les animaux, n'a modifié que peu à peu, lentement et dans la suite des siècles son mode d'expression, remplaçant les gestes, les cris, par les interjections, les onomatopées, enfin les mots. Ces transformations successives nous échappent et voilà pourquoi nous traitons le langage de conventionnel ; il ne l'est qu'en apparence et avec Ballet nous pouvons dire que « s'il nous semble artificiel, c'est que nous n'apercevons pas les phases par l'intermédiaire desquelles le langage expressif, commun à l'homme et aux animaux, est devenu le langage articulé spécial à l'homme ».

Donc, premier point : il n'y a pas d'abîme infranchissable entre l'un et l'autre langages et l'un dérive de l'autre.

Examinons maintenant par quelle suite d'opérations psychiques nous acquérons le langage tel qu'il est, c'est-à-dire en son état de perfectionnement actuel. Il faut tout d'abord faire une distinction entre l'idée et le mot.

L'idée n'est qu'une association de sensations et la première idée naît avec la première sensation. Nous n'en sommes plus à admettre avec les rationalistes (Descartes, Leibnitz) des idées innées, mais nous ne devons pas davantage avec les sensualistes (Locke, Condillac) faire du cerveau une *table rase*. Nous sommes obligés de tenir compte de l'hérédité, car ainsi que l'a dit Maudsley : « Nous héri-
» tons des circonvolutions prêtes à reprendre à certaines

» époques de la vie le même genre d'activité qu'elles ont
» été appelées à remplir chez les ancêtres » ; « et ainsi nous
» comprenons très bien que deux personnes, placées dans
» un même milieu, subissant les mêmes impressions, sou-
» mises à une éducation en tous points semblable, soient
» profondément différentes l'une de l'autre, cérébrale-
» ment parlant ».

En résumé, le cerveau organe vierge au début de la vie, mais plus ou moins malléable — si je puis dire — de par ses dispositions organiques héréditaires, est, comme l'a dit Bastian, un « organe virtuel » en voie de constante acquisition.

Comment acquiert-il la faculté de comprendre et de parler ?

Le mot est l'étiquette de l'idée, et l'idée peut exister sans le mot. En effet, l'idée (l'idée concrète au moins) est, nous l'avons déjà dit, une association de sensations. Donc le fait psychologique primitif et irréductible est la sensation (visuelle, auditive, tactile, olfactive). En s'associant entre elles, ces sensations donnent naissance à l'idée, « celle-ci se constitue donc en dehors du langage, ce qui prouve qu'elle ne leur est pas subordonnée... Les mots parlés ou écrits sont les auxiliaires de l'idée ; ils lui donnent quelquefois plus de netteté, ils la rendent plus maniable, mais ils ne sont pas inséparables de l'idée. L'idée peut exister sans le mot qui la représente, et de fait elle se constitue d'ordinaire, sans le mot ou avant le mot... On conçoit donc que les mots puissent disparaître de l'intellect, sans que les idées soient pour cela abolies. Ce fait est fondamental. Sur lui repose toute la doctrine de l'aphasie. » (Ballet.)

Comment cette idée une fois acquise, s'extériorise-t-elle pour devenir le mot ? Examinons ce mécanisme chez l'enfant, qui apprend à parler et qui reçoit le mot tout fait du milieu dans lequel il vit.

On montre à un enfant un objet, *une fleur* par exemple, et on la lui fait toucher et sentir, en lui disant le mot : *fleur*. Ce mot se *fixe* dans ses cellules cérébrales, devient dans sa mémoire et grâce à l'attention, image auditive ; en même temps il se crée des images visuelles, tactiles, olfactives de la fleur qu'on lui présente, de telle sorte que peu à peu toutes ces images s'associent et que plus tard, mis en présence d'une fleur, ou d'un objet qui lui ressemble, l'enfant évoquera le souvenir d'une de ces images, laquelle éveillera toutes les autres et aboutira à la prononciation du mot. Cette œuvre d'association, très compliquée, ne s'accomplit que par tâtonnements. Ballet en cite les deux exemples suivants, empruntés à Taine : « Vous prononcez devant un bambin dans son berceau le mot *papa*, en lui montrant son père ; au bout de quelque temps à son tour il bredouille le même mot et vous croyez qu'il l'entend au même sens que vous, c'est-à-dire que ce mot ne se réveillera en lui qu'en présence de son père. Point du tout. Quand un autre Monsieur, c'est-à-dire une forme pareille en paletot avec une barbe et une grosse voix, entrera dans la chambre, il lui arrivera souvent de l'appeler aussi : papa. » — « Une petite fille de deux ans et demi avait au cou une médaille bénite. On lui avait dit : « C'est le bon Dieu », et elle répétait « c'est le *bo Du* ». Un jour assise sur les genoux de son oncle, elle lui prend son lorgnon et dit « c'est le *bo Du* de mon oncle ». — Ainsi pour arriver à adopter exactement le mot acquis par image auditive à l'objet qu'il étiquette réellement, l'enfant procède de façon indécise et en généralisant le plus souvent de manière exagérée et fautive. La mémoire n'entre donc pas seule en jeu, « Il y a déjà comme le germe d'un processus de raisonnement, sous forme d'un simple acte d'induction ». (H. Spencer.)

Une fois en possession du mot, l'enfant va apprendre à le prononcer ; en cela il procède par *instinct* d'imitation, en balbutiant et en tâtonnant au début ; puis par un exercice constant les mouvements appropriés à la prononciation de ce mot se fixent à l'exclusion des autres et il se forme « des associations dynamiques secondaires plus ou moins stables » (Ribot) ou en d'autres termes « une mémoire motrice » (Ballet.)

Un raisonnement analogue pourrait être tenu pour les procédés d'expression autres que le langage articulé, et qui sont la lecture et l'écriture.

Comme la mémoire, le langage est donc une fonction résultant d'une série d'opérations psychiques, constituée par une série de sons (l. parlé) ou de signes conventionnels (l. écrit) et servant à extérioriser la pensée, à la préciser, à la déterminer, à la manifester.

Mais, outre cette parole extérieure, qui traduit les idées à l'aide de signes représentatifs, et qui est un fait de motricité et de mémoire motrice, il existe encore une parole intérieure qui se révèle à nous en certaines circonstances. « C'est le soir, dit M. Egger, quand la lampe est éteinte, quand nous avons renoncé, pour un temps à l'activité réfléchie, à l'intelligence raisonnable, à la conscience ; nous avons abdiqué, nous demandons à jouir du repos ; mais le sommeil réparateur se fait attendre ; tourmentés par l'insomnie, nous ne pouvons faire taire notre pensée ; nous l'entendons alors, car elle a une voix ; elle est accompagnée d'une parole intérieure, vive comme elle, et qui la suit dans ses évolutions ; non seulement nous l'entendons mais nous l'écoutons, car elle est contraire à nos vœux, à notre décision ; elle nous étonne, elle nous inquiète, elle est imprévue et ennemie; nous cherchons à la combattre, à la calmer, à la détourner pour l'éteindre sur des objets différents. » — La parole intérieure est un fait de sensibilité et de mémoire sensorielle. Lorsque nous faisons acte de penser, nous pensons ou bien avec des images d'objets, ou bien avec des images de mots. Dans ce dernier cas, nous causons avec nous-mêmes, c'est-à-dire que nous pensons à l'aide de notre langage intérieur. Les images visuelles et auditives sont nécessaires pour cela, mais les représentations auditives verbales l'emportent sur les autres, elles sont prépondérantes; nous entendons résonner à nos oreilles notre propre parole ou des paroles étrangères qui sont faibles ou fortes (démon de Socrate, voix de Jeanne d'Arc), et en même temps, nous avons la notion des mouvements nécessaires pour les prononcer.

De toute cette étude sur le langage, il ressort que :

1° Il y a indépendance entre le mot et l'idée, celle-ci pouvant exister en dehors de celui-là et avant lui ; toutefois, on ne pense bien qu'avec des signes.

2° Le mot et l'idée étant indépendants, on peut concevoir une intelligence sans le langage. *(D'où intégrité relative de l'intelligence chez les aphasiaques.)*

3° Le mot n'est pas une unité, mais un complexus formé par les images auditives, visuelles, motrices d'articulation, motrice graphique.

4° Il existe une parole extérieure, qui est un fait de motricité et de mémoire motrice, et une parole intérieure, qui est un fait de sensibilité et de mémoire sensorielle.

Si maintenant, jetant un coup d'œil d'ensemble sur cette première partie de notre travail, nous cherchons à en tirer quelques conclusions, nous dirons :

A. — Il y a entre la mémoire et le langage comme une fonction de relation :

a) Par la mémoire, l'individu enregistre et reconnaît les signes phonétiques et graphiques qu'il entend et qu'il voit ; par la mémoire, il *comprend* le langage des autres.

b) Par le langage, il reproduit les signes qu'il a fixés : il *se fait comprendre* des autres.

La mémoire fournit au langage l'étiquette de la pensée ; elle est, suivant la phrase de Marie, « le magasin à signaux dans lequel puise notre individu pour se faire comprendre ».

DEUXIÈME PARTIE

TROUBLES DE LA MÉMOIRE ET DU LANGAGE

Les amnésies et les aphasies

Comme toutes les fonctions de l'organisme, la mémoire et le langage sont susceptibles de présenter des altérations, des troubles, que nous devons passer rapidement en revue.

I. — TROUBLES DE LA MÉMOIRE. — Nous mentionnerons seulement les hypermnésies ou exaltations de la mémoire.

Mais à propos des paramnésies ou erreurs de la mémoire, il nous faut signaler la théorie du professeur Grasset (1).

Analysant cette curieuse sensation du « déjà vu », dont on fait généralement une erreur de la faculté rétentive, le professeur Grasset montre que c'est « la réviviscence d'un souvenir de la mémoire générale, mais d'origine polygo-

---

(1) Grasset. — La sensation du « déjà vu », in *Journal de Psychologie normale et pathologique*, première année, n° 1, janvier-février 1904. (Voir le schéma p. 36).

nale ». Pour lui, les centres polygonaux ont de la mémoire, et les concepts peuvent venir de l'extérieur. Il distingue les acquisitions exogènes inconscientes, physiologiques (distraction) et expérimentales (hypnoses provoquées). On donne au sujet, ou il acquiert des impressions dont il ne se doute pas à l'entrée, et qu'il peut appliquer ensuite en en ignorant l'origine. — L'impression ainsi acquise peut rester exclusivement polygonale, et si les centres psychiques supérieurs conscients (O du schema) la découvrent, ils ne la reconnaissent pas ; mais, malgré son origine inconsciente, elle est susceptible de pénétrer dans la mémoire générale du psychisme et y demeure à l'état latent comme les souvenirs d'origine consciente. Dans ces cas, si le souvenir est éveillé (recollection, évocation) par une circonstance (spectacle, émotion), O reconnait l'impression sans pourtant se rappeler l'origine « Bref, le sujet reconnait comme déjà existant en lui, une impression qu'il ne se rappelle pas avoir acquise... D'où l'étonnement, l'angoisse, tout le déjà vu. » L'analyse du déjà vu complète ainsi l'étude psychologique de la mémoire. « Elle montre, en effet, que dans la mémoire de » conservation, il faut distinguer et étudier séparément » les impressions d'origine consciente et les impressions » d'origine inconsciente ; à l'évocation, les unes et les » autres donnent la sensation de reconnaissance ; les » premières sans provoquer d'étonnement chez le sujet, » les secondes en provoquant un étonnement qui va » jusqu'à l'angoisse. »

Les amnésies. — Plus important au point de vue qui nous occupe, est le groupe des amnésies. Si l'on s'en tient au sens strictement étymologique du mot, l'amnésie (de α privatif, μνησις mémoire) est la perte totale de la mémoire. Or, dans le langage médical on englobe sous ce terme, des états pathologiques variés et distincts, allant d'un trouble partiel et transitoire à l'abolition complète et permanente de la fonction amnésique. Nous devons donc dire, avec M. le professeur Pitres, que l'amnésie est « l'ensemble des perturbations en moins de la mémoire psychique ». La mémoire étant une fonction multiple, il s'ensuit que l'amnésie, jadis classée comme une maladie élémentaire de l'âme, peut porter sur les diverses mémoires et atteindre les mémoires de fixation, de reproduction et d'identification.

a) *Amnésies de fixation.* — L'image ne se formant pas après l'excitation, ne laisse pas dans le cerveau trace de souvenirs, et, par suite, n'est pas susceptible de reviviscence. C'est une perte momentanée de la mémoire de fixation, qui consiste à l'oubli des faits qui viennent de se produire à l'instant même. Par exemple, on va voir un sujet, on le quitte durant quelques minutes et lorsqu'on retourne près de lui, il s'imagine vous voir pour la première fois. Comme le dit encore le professeur Pitres : « Ce qui entre par une oreille, sort par l'autre ; pas de rétention des souvenirs, partant pas d'acquisitions nouvelles. L'intelligence s'appauvrit et la désagrégation de tout le mécanisme mental, la démence, suit généralement de près l'affaiblissement de la puissance de fixation des images amnésiques... »

b) *Amnésies de recollection* (évocation, reproduction, identification). — « C'est la perte partielle ou totale des souvenirs acquis antérieurement : c'est la mort des souvenirs, l'oubli. » Il y a des oublis d'évocation, de reviviscence et de reconnaissance.

a) *Amnésies d'évocation ou dysmnésies.* — Le malade évoque difficilement, ou est dans l'impossibilité absolue d'évoquer volontairement des images, dont il conserve pourtant intégralement la reconnaissance.

б) *Amnésies de réviviscence.* — C'est l'oubli par manque de réviviscence. L'image antérieurement emmagasinée dans le cerveau ne peut plus se présenter au *moi*.

Ces amnésies dépendent : *soit* d'altérations organiques des centres corticaux où sont fixées et conservées les images, *soit* seulement de simples troubles fonctionnels. Dans ce cas, l'altération du cerveau est inappréciable, et pourtant certains malades, à la suite de chocs émotionnels (colère, frayeur, chagrin, etc.), de traumatismes du crâne, même de simples secousses, perdent brusquement le souvenir d'une certaine époque de leur vie. Ce sont les amnésies temporaires simples ou rétrogrades. Cette amnésie est curable, car s'il y a altération fonctionnelle, il n'y a pas destruction des liens unissant les groupes et leurs éléments. M. Azam décrit comme suit l'amnésie rétrograde d'origine traumatique. « Un photographe a » enfermé dans un tiroir et conservé pour plus tard des » milliers de clichés ; survient un accident à ce tiroir ; il » est renversé, les clichés sont brouillés, mêlés, confon- » dus, et pendant un certain temps, jusqu'à ce qu'il les » ait replacés dans leur ordre accoutumé, il est impossible » à ce photographe de s'en servir. Aucun d'eux n'est » pourtant altéré en lui-même ; l'ordre remis dans le » tiroir, le photographe se servira de ses clichés comme » auparavant ; j'ajouterai qu'il peut arriver que quelqu'un » d'entre eux soit complètement détruit : c'est là une » représentation parfaite de l'amnésie traumatique. »

γ) *Amnésies de reconnaissance.* — C'est l'oubli par perte de la reconnaissance. Les souvenirs existent, mais ils sont incomplets : l'évocation et la reviviscence sont conservées, mais le malade ne reconnaît pas de façon précise. C'est la réminiscence.

Toutes ces amnésies peuvent porter soit sur les idées, soit sur les mots. Cette distinction est importante à faire et sera mieux comprise après l'étude de l'aphasie.

Amnésies verbales — L'amnésie des idées ou des » images est un trouble de l'idéation. Elle entraîne un » trouble de la parole qui n'a rien à voir avec l'aphasie » vraie. L'amnésie des mots, au contraire, rentre dans » l'aphasie. » (Grasset et Rauzier.)

Pour Pitres, l'amnésie verbale est la perturbation « en moins et la suppression totale de la fonction mnésique à la fixation et à la recollection des images du mot ». Il les divise en :

1° *Amnésies de fixation.* — D'après Pitres elles s'observent comme symptômes accessoires chez beaucoup d'aphasiques. Grasset admet des amnésies verbales de fixation.

2° *Amnésies de recollection :*

a) A. d'évocation, oubli d'évocation des mots.

Produit le plus souvent l'aphasie amnésique, mais n'est pas seule à la produire.

b) A. de reviviscence se confond cliniquement avec les grandes formes élémentaires de l'aphasie (surdité et cécité verbales).

c) A. de reconnaissance, perte ou perversion de la reconnaissance, coïncidant avec la conservation de l'évocation et de la reviviscence des images verbales.

Mécanisme des amnésies. — Il peut présenter deux modalités :

1° Les liens qui unissent les images des séries et des groupes entre eux, indépendamment de leur véritable nature, sont intacts. Mais à la suite de conditions particulières résultant de maladies (traumatismes, choc moral, intoxication), ces liens sont dans l'impossibilité de servir. Les amnésies ainsi produites sont curables.

2° Les liens qui unissent les images des séries et des groupes entre eux sont détruits partiellement ou totalement. Les amnésies qui en résultent sont incurables. L'amnésie rétrograde est le type de la mémoire de reproduction. Celle-ci peut pourtant être altérée d'une autre manière, non par destruction ou paralysie des liens, mais par incapacité de les former ; « ce cas se présente dans le dédoublement de la personnalité spontanée ou provoquée ».

Lois de dissolution de la mémoire. — L'amnésie progressive de reproduction suit un ordre constant : sa guérison se produit dans l'ordre exactement inverse de son apparition ; les souvenirs se détruisent couche par couche (1) les plus récents d'abord, les plus anciens en dernier lieu. Le nouveau meurt avant l'ancien.

---

(1) Il faut se garder de pousser trop loin la comparaison. « Il serait puéril, dit M. Ribot (*op. cit.*, p. 300, 3e édit.), de supposer que les souvenirs se déposent dans le cerveau sous forme de couches, par ordre d'ancienneté, à la manière des stratifications géologiques et que la maladie descendant de la surface aux couches profondes agit comme un expérimentateur qui enlève tranche par tranche le cerveau d'un animal. » Toute impression consciente arrive à l'écorce cérébrale sur les fibres de la couronne rayonnante

Nous ne saurions mieux faire que de reproduire ici en entier les paroles de M. Ribot :

« Pendant la période initiale, dit-il, il n'existe que des désordres partiels. Le malade est sujet à de fréquents oublis qui portent toujours sur des faits récents. S'il interrompt une besogne, elle est oubliée. Les événements de la veille, de l'avant-veille, un ordre reçu, une résolution prise, tout cela est aussitôt effacé. Cette amnésie partielle est un symptôme banal de la paralysie générale à son début. Les asiles d'aliénés sont pleins de malades de cette catégorie, qui n'ont qu'un souvenir vague d'avoir quitté leur famille, qui ne peuvent désigner ni le jour de la semaine, ni le nom du mois. Mais le souvenir de ce qui a été fait avant la maladie reste encore solide et tenace. »

Sans insister davantage sur le mode de désagrégation de la mémoire, nous apportons ici les conclusions de M. Ribot sur l'ordre dans lequel s'effectue cette désagrégation, et l'ordre dans lequel elle se restaure.

Lois de dissolution de la mémoire. — 1° Les acquisitions les plus récentes disparaissent avant les plus anciennes (polyglottes, par exemple).

2° Par ordre de fréquence, disparaissent ensuite :

Les noms propres, les noms des choses concrètes, les substantifs, les adjectifs et les verbes exprimant qualités,

---

et quand on parle de couches à propos de représentations casernées dans l'écorce, il convient d'entendre par là des groupes d'éléments « reliés par des liens plus ou moins puissants, des agrégations plus ou moins stables. Alors il est vrai de dire que les associations les plus récentes résistent moins que les plus anciennes, et lorsque la guérison survient, les plus stables réapparaissent plus rapidement que les moins stables » (Van Biervliet.)

manières d'être, actes; en dernier lieu, les signes traduisant immédiatement des qualités personnelles.

Lois de restauration. — Elles suivent l'ordre inverse. C'est ce qu'avait déjà remarqué Longe-Villemay lorsqu'il écrivait en 1817: « Quand la mémoire se rétablit, elle suit dans sa réhabilitation un ordre inverse de celui qu'on observe dans son abolition: les faits, les adjectifs, les substantifs, les noms propres.

Les aphasies. — Pas plus que pour le terme amnésie, il ne faut chercher la signification du mot aphasie dans son étymologie. Aphasie (de α privatif, φάσις, parole), signifie, en effet, perte, absence de la parole, et les auteurs désignent sous ce nom tous les troubles de la faculté que possède l'homme d'exprimer sa pensée par des signes. (*Facultas signatrix* de Kant, faculté symbolique de Finkelburg).

Cette question de l'aphasie est une des plus complexes de la pathologie nerveuse; nous n'avons d'autre prétention que d'exposer ici le plus clairement possible ce qu'il nous est nécessaire d'en connaître pour aborder avec fruit la troisième partie de cette étude, et voir si, comme le veulent certains neurologistes, l'aphasie amnésique doit se confondre dans un des groupes d'aphasie décrits, ou si, au contraire, il convient d'en faire une aphasie spéciale, ayant sa symptomatologie et son évolution propres.

Legroux a défini l'aphasie « un symptôme caractérisé par la diminution ou la perversion de la faculté normale d'exprimer les idées par des signes conventionnels, ou de comprendre ces signes, malgré la persistance d'un degré suffisant d'intelligence, et malgré l'intégrité des appareils sensoriels nerveux et musculaires qui servent à l'expression ou à la perception de ces signes ». Cette définition est une des meilleures que l'on ait données, en ce sens qu'elle élimine les troubles du langage dépendant d'une altération de l'intelligence. et qu'elle ne fait pas dépendre l'aphasie, *trouble psychique*, d'une lésion des appareils sensoriels, nerveux, musculaires, « servant à l'expression ou à la perception de ces signes». Comme le disent Grasset et Rauzier, chez l'aphasique l'idée existe, mais faute d'un intermédiaire qui manque, l'idée ne peut pas prendre cette forme de mot qui irait exciter l'appareil phonateur et produirait la parole articulée ; chez les aphasiques, le mot dont ils veulent se servir, « erre » constamment devant eux. Les travaux de Bouillaud, Dax, Broca, nous avaient fait connaître cette variété d'aphasie qui consiste dans l'impossibilité de traduire sa pensée par des sons articulés. Aujourd'hui, nous pouvons dire avec Kussmaul « qu'on est arrivé à ne plus comprendre sous le nom d'aphasie les troubles seuls de la parole, mais bien le complexus symptomatique sous la forme duquel se présente l'expression ou la compréhension défectueuse de n'importe quel signe par lequel l'homme manifeste ses sentiments ou ses idées ». Or, ces signes sont des mots, et ces mots sont parlés, écrits, entendus ou lus. Le mot, nous l'avons vu, est un complexus formé par les images auditives, visuelles, motrices d'articulation et motrices graphiques. Ces images, acquises par l'éducation, sont conservées par les mémoires correspondantes (auditive, visuelle, motrice graphique et d'articulation). Grâce à ces mémoires, un sujet peut comprendre le langage sous quelque forme qu'il se présente (audition, lecture) et le transmettre (parole, écriture). Mais si l'ensemble de ces mémoires ou l'une quelconque d'entre elles vient à être altérée, totalement ou partiellement, on comprend qu'il y aura alors autant d'aphasies. C'est là la doctrine de Charcot qui divise les aphasies en :

A — *Aphasies de perception ou sensorielles*

1° *Aphasie par altération de la mémoire visuelle : cécité verbale.* — Le malade parle, entend, écrit les mots ou les comprend, mais ne saisit pas l'écriture imprimée ou écrite, alors même qu'il vient d'en tracer les signes.

2° *Aphasie par altération de la mémoire auditive : surdité verbale.* — Le malade énonce, lit, écrit des mots et les comprend, mais tout en entendant le son de la parole, ne *peut comprendre les sons* qui constituent les mots.

B. — *Aphasies de transmission ou motrices*

3° *Aphasie par altération de la mémoire motrice articulaire* (*aphasie motrice ou aphémie*). — L'appareil de la phonation est intact, mais le malade ne *peut plus se faire comprendre par la parole*, bien qu'il lise, écrive et entende parfaitement ; il y a en lui un oubli complet des « mouvements nécessaires à l'émission des sons représentant les mots qui doivent traduire sa pensée ». C'est l'aphasie du type Bouillaud-Broca.

4° *Aphasie par altération de la mémoire motrice graphique* (*agraphie*). — Le malade parle, lit et entend, mais ne *peut plus écrire* les mots.

Depuis Charcot, nombre de classifications ont été proposées pour les aphasies. Nous nous contenterons d'exposer celle du professeur Pitres et celle du professeur Grasset.

Pitres divise les aphasies en :

I. — *Aphasies nucléaires*

a) Aphasies motrices (aphémie, agraphie).
b) Aphasies sensorielles (cécité et surdité verbales).

II. — *Aphasies d'association*

a) Aphasies psycho-nucléaires.
b) Aphasies internucléaires.

Grasset applique à la classification des aphasies sa conception du polygone. Dans cette conception, purement physiologique, O désignant l'ensemble des neurones qui

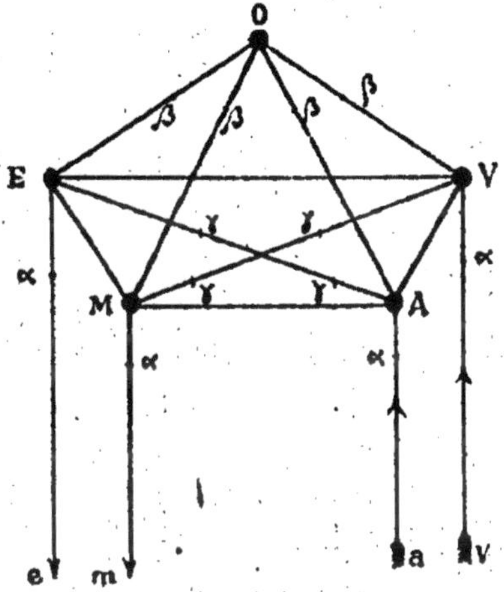

O, centre psychique supérieur de la personnalité consciente, de la volonté libre et du moi responsable. Polygone A, V, E, M de l'automatisme psychologique. — A, centre auditif des symboles ou centre des symboles auditifs. — V, centre visuel. — E, centre des images motrices graphiques ou des symboles écrits. — M, centre de la parole. — *a*, *v*, *e*, *m*, oreille, œil, main, bouche.

président au psychisme supérieur; A, V, E, M, neurones présidant au psychisme inférieur ou automatique, forment un polygone cortical.

A l'état normal, voici sur le schéma un exemple complet de conversation (Grasset) :

« Un mot ou une phrase (venu de l'extérieur) pénètre » par l'oreille *a*, arrive par *a A* au centre *A* : centre auditif » des symboles, ou centre des symboles auditifs, où s'entassent et restent les images auditives des mots, des airs, de » la musique. De là, par *AO*, l'impression va dans le centre » de l'idéation *O* ; là, l'impression auditive est devenue » idée, là est la mémoire des idées. Là en *O*, le sujet » conçoit l'idée de la réponse à faire à la question posée, » il élabore sa réponse et l'envoie par *OM* en *M*, centre » des images motrices des mots, des symboles parlés. De » *M*, l'impression centrifuge va par *Mm* à la bouche *m*, » où se fait l'expression, l'articulation du mot. Si le sujet » parle spontanément sans être interrogé, *O* actionne » directement *M* et *m*.

» Si l'impression auditive doit actionner l'écriture, si » on doit répondre par écrit à une question posée oralement, elle suit la même voie centripète *aAO*, de *O* va, » par *O E*, en *E* (centre des images motrices graphiques » ou des symboles écrits) ; puis de *E*, le mot objectivé va » par *Ee*, en *e*, à la main droite qui trace les caractères » voulus. Si le sujet écrit spontanément *O* actionne directement *E* et *e*. » De même l'impression excitatrice peut se faire par la vue au lieu de se faire par l'oreille. Un raisonnement analogue en fera comprendre le mécanisme. Dans tous ces cas *O*, c'est-à-dire la personnalité consciente intervient ; « il y a aussi un langage automatique pour lequel *O* n'est pas compris dans le circuit. Ainsi, si le sujet répète ce qu'on lui dit sans être obligé de comprendre et d'élaborer une idée personnelle (échobolie, langage du perroquet), le circuit est *aAMm* ; s'il écrit sous la dictée, le circuit est *aAEe* ; s'il lit à haute voix, le circuit est *vVMm* (*O* sera dans le circuit quand on fait attention à ce qu'on lit, quand on ne lit pas automatiquement) ; s'il copie une page écrite (sans chercher à comprendre), le circuit est *vVEe.*» Cette indépendance des centres automatiques et des centres volontaires du langage qui apparaît dans l'éducation, dans la distraction, l'hypnotisme, est aussi démontrée par certains états pathologiques (aphasie). C'est en se basant là-dessus que le professeur Grasset a établi sa classification des aphasies. Il les divise en quatre classes :

1° Les aphasies *corticales*, ou mieux *polygonales* par lésions des centres automatiques A, V, E ou M (aphasie motrice, agraphie, cécité et surdité verbale) ;

2° Les aphasies *sous-corticales*, ou mieux *sous polygonales*, par lésion au-dessous de ces centres (α);

3° Les aphasies *sus-corticales*, ou mieux *sus-polygonales* par lésion entre les centres automatiques et O (β). Intégrité du polygone, persistance du langage automatique ;

4° Les aphasies *transcorticales* ou *transpolygonales*, par lésion (intra-polygonale) des fibres qui unissent entre eux les divers centres automatiques [γ], (langage volontaire conservé, langage automatique altéré).

Somme toute, et comme l'indique lui-même M. Grasset, le groupe des aphasies nucléaires de Pitres peut rentrer dans le cadre des aphasies polygonales de Grasset. Quant aux aphasies d'association, les psycho-nucléaires correspondent aux suspolygonales, et les internucléaires aux transpolygonales. Nous verrons plus loin que l'*aphasie amnésique* doit rentrer dans le groupe des aphasies psycho-nucléaires ou sus-polygonales.

Quant aux paraphasies, elles sont définies par Kussmaul: « Le trouble de la parole dans lequel les idées ne répondent plus à leurs images vocales, si bien qu'au lieu de mots conformes au sens, surgissent des mots d'un sens contraire, complètement étrangers ou incompréhensibles. »

D'après Wernicke, Kussmaul, Lichteim, la paraphasie serait symptomatique d'une rupture des relations établies entre le centre des représentations auditives verbales et celui des représentations motrices d'articulation. Grasset en fait un symptôme des aphasies sus-polygonales et des aphasies transpolygonales.

Siège des lésions dans l'aphasie. — Déterminer le siège des lésions dans l'aphasie, c'est déterminer du même coup le siège du langage. Sans refaire ici l'historique complet de la question, nous devons pourtant en dire quelques mots :

Gall (1808), puis Bouillaud (1825) localisent la faculté du langage dans les lobules antérieurs du cerveau. *Dax*, de Sommières (1836), établit sur un grand nombre d'observations la loi clinique de localisation dans le lobe antérieur gauche. *Broca* (1861) fonde la loi anatomique et localise le centre moteur du langage parlé dans la circonvolution frontale (circonvolution de Broca).

Wernicke, de Breslau (1871), place dans la troisième frontale gauche la formation des idées, des mouvements spécialisés de la phonation (région antérieure, motrice du cerveau) et dans la première circonvolution sphénoïdale le centre des images auditives (région postérieure sensitive du cerveau). Des groupes de fibres relient la première sphénoïdale à la troisième frontale en passant par la région de l'insula. La parole est ainsi fonction de l'activité associée de deux centres : auditif verbal (première sphénoïdale) et moteur phonétique (troisième frontale). Par conséquent, le syndrome aphasie peut être causé par toutes les lésions destructives intéressant l'aire cérébrale du langage, et un point quelconque de son étendue et son caractère varie avec le siège des lésions.

Si c'est la troisième frontale : perte des représentations motrices d'articulations, aphémie ou aphasie motrice.

Si c'est la première sphénoïdale : perte des images auditives, le malade entend des bruits, ne comprend pas leur signification ; aphasie sensorielle.

Si c'est le groupe des fibres intermédiaires : diverses variétés d'aphasies, dans lesquelles les images motrices et les images auditives, étant conservées, ne sont pas reliées entre elles par « l'harmonieuse synergie fonctionnelle qui assure à l'état normal l'exercice régulier de la fonction du langage ». Dans l'immense majorité des cas, l'aphasie siège surtout dans le tiers postérieur de la troisième circonvolution frontale gauche (chez les droitiers). « Ce centre de l'aphasie ne doit pas être confondu avec le centre moteur cortical des muscles de la langue, du larynx, etc... qui en est très voisin ; la lésion de ce dernier entraîne la paralysie des muscles qui interviennent dans le mécanisme de la parole, paralysie semblable à celle qui résulte de la destruction des autres centres moteurs corticaux. » (Hédon.) Comme le fait remarquer le professeur Grasset : « le centre du langage articulé n'est pas constitué par un point mathématique ». Et en effet il y a comme une zone du langage (Freund) ayant la forme d'une bande sinueuse, embrassant la plus grande partie de la circonvolution d'enceinte de la scissure de Sylvius.

1° Un tiers postérieur de la troisième frontale gauche, l'insula ou les faisceaux sous-jacents (M du schema) : aphasie motrice.

2° Partie postérieure du lobule pariétal inférieur gauche

avec ou sans participation du pli courbé (V du schema) : cécité verbale.

3° Première temporo-sphénoïdale gauche (A du schema) : surdité verbale.

4° Pied de la deuxième frontale gauche (E du schema) : agraphie (centre d'Exner, Charcot, nié par Wernicke, Dejerine).

Ce sont là ce que M. Grasset appelle les centres supérieurs et automatiques spéciaux. Quant au centre supérieur mental (O du schema), Grasset le place hypothétiquement dans l'écorce des circonvolutions préfrontales. Ces divers centres sont reliés entre eux (fibres courtes d'association et fibres plus longues du faisceau longitudinal supérieur ou arqué).

On comprend que chacun de ces centres puisse être altéré isolément (ce qui est rare) ; plus souvent il y a coexistence de lésions des divers centres, justifiables par la position de ces centres au voisinage l'un de l'autre et par leur irrigation dépendant du même vaisseau : l'artère sylvienne ; l'altération vasculaire du territoire ou l'oblitération de la sylvienne ou d'une de ses branches (le plus souvent, artère frontale externe et inférieure, artère de l'aphasie) entraîne l'aphasie. La lésion peut être corticale, sous, sus ou transcorticale (polygonale, sous, sus ou transpolygonale).

Le faisceau de l'aphasie, que l'on décrivait autrefois, doit, d'après Testut, être rejeté. Sur la deuxième coupe de Pitres, il occupait le faisceau pédiculo-frontal inférieur ; dans la capsule interne, il venait se placer à la partie postérieure du segment antérieur, immédiatement en avant du faisceau géniculé ; enfin dans le pédoncule, il occupait la région du pied longeant le côté interne du faisceau géniculé. « Il est établi, dit Testut, que le centre de Broca, comme tous les centres corticaux, émet des fibres qui cheminent, quelque temps du moins, dans le faisceau pédiculo-frontal inférieur. Mais ces fibres, au lieu de descendre vers la capsule interne et le pédoncule, suivent une autre voie, et sans sortir de l'hémisphère, viennent se terminer dans d'autres centres corticaux, voisins ou éloignés ; à ce titre elles appartiennent au système des fibres d'association. »

Etiologie de l'aphasie. — Nombreuses sont les causes qui peuvent donner naissance au syndrome aphasie.

Nous empruntons à MM. Grasset et Rauzier leur classification.

1° *Causes produisant une aphasie transitoire :* épilepsie, hystérie, migraine ophtalmique (Charcot), chorée, helmintiase, coprostase, œdème et congestion du cerveau, émotions (frayeur, colère, chagrin, etc.).

Il n'y a pas de lésions mais un trouble de la circulation (anémie ou hyperhémie) ou un trouble dynamique des cellules nerveuses.

2° *Causes provoquant une aphasie persistante :* hémorragie, encéphalite, embolie, spasme vasculaire, foyer de ramollissement cérébral, foyers hémorragiques, méningite et, en particulier, méningite tuberculeuse, tumeurs cérébrales, paralysie générale, etc.

3° *Causes provoquant une aphasie passagère ou durable, suivant les circonstances.* — *a*) Traumatismes (effets différents, suivant qu'il y a shock, fracture ou méningo-encéphalite);

b) Intoxications (tabagisme, etc.) par spasme vasculaire ou artérite ; gommes syphilitiques (aphasie durable); artérite syphilitique (aphasie intermittente).

Maladies infectieuses. — Fièvres éruptives, artériosclérose, diabète, goutte produisant tantôt un spasme vasculaire (claudication intermittente de l'un des centres du langage), tantôt une thrombose et l'ischémie durable d'un territoire cortical.

SYMPTOMATOLOGIE. — Sans nous appesantir sur les symptômes particuliers à chaque cas, nous ne retiendrons ici que ceux qui sont communs à tous les aphasiques :

1° Dans l'immense majorité des cas, il y a *intégrité relative de l'intelligence*. L'aphasique a des idées de l'entendement et de la volonté ; le *langage intérieur subsiste ; le moyen de l'extérioriser manque seul*. Le malade qui sent son incapacité, s'impatiente et s'irrite de ne pouvoir se faire comprendre. Sans doute, chez certains aphasiques il y a affaiblissement de l'intelligence et certains, même, sont en démence. Mais c'est là l'exception et ces faits ont surtout été observés chez les aliénés (Sazie).

2° Il existe le plus souvent de l'hémiplégie droite sans paralysie de la langue.

3° On observe assez fréquemment de l'hémianesthésie.

DIAGNOSTIC. — En certaines circonstances, le diagnostic de l'aphasie est assez délicat. On ne les confondra pas avec le *mutisme* de certains aliénés (persécutés, mélancoliques, hypocondriaques, mégalomaniaques) qui refusent de parler parce qu'ils obéissent à des idées délirantes, troubles du centre O purement psychiques ; l'aphasie hystérique se distingue de l'aphémie par l'aphonie totale et la présence des stigmates caractéristiques de l'hystérie.

Il ne faut pas confondre l'aphasie avec les divers embarras de la parole : dans la sclérose en plaques, les mots sont scandés, spasmodiques, monotones, un peu trémulants ; dans la maladie de Friedriech, outre les troubles de la démarche, de la station, sensitifs, etc., la parole est traînante et comme « ataxique ». Enfin dans la paralysie générale, au début, le diagnostic est plus difficile, car il peut y avoir des aphasies transitoires chez le paralytique général confirmé, au moment de l'émission des sons, il y a une sorte de trémulation dans les muscles qui convergent vers les lèvres ; la parole est traînante, hésitante, tremblotante, il y a achoppement des syllabes.

Nous nous occuperons du diagnostic *différentiel* entre les diverses formes d'aphasie, à propos de l'aphasie amnésique.

Marche. Durée. — La marche de l'aphasie est sous la dépendance de la lésion. Il existe des aphasies intermittentes d'origine syphilitique (Mauriac), où pouvait s'observer, au début, de l'artério-sclérose (Grasset). La durée dépend de la gravité de la lésion.

Pronostic. — Il doit se fonder sur la maladie, la lésion, et non pas sur l'aphasie. Grasset cite le cas d'un malade aphasique complet et ce malade nommé Desforges guérit pourtant parfaitement. Il faut tenir compte, dans le pronostic, de la formule psychique du sujet, ce que Grasset appelle un « tempérament polygonal ». Ce tempérament non admis par tous (Déjerine, par exemple) sans être absolu, comme le voulait Charcot, n'en existe pourtant pas moins. Il paraît rester vrai, dit Grasset, qu'en fait de naissance ou par éducation les centres prédominants ne sont pas les mêmes chez chacun.

« Chez un visuel présentant un trouble résultant du

centre de réception des images optiques, le pronostic sera plus fâcheux que si ce même centre est altéré chez un auditif par exemple; si l'on jouit d'une mémoire visuelle très développée, exclusive des mémoires auditive et motrice, on pourra tirer un heureux parti de cette faculté ; mais que par accident on vienne à la perdre on sera dans la situation d'un rentier qui, ayant commis la faute de placer toute sa fortune sur la même maison de banque, sera ruiné le jour où cette maison fera faillite. » (Ballet.)

Traitement. — En outre du traitement causal, le traitement consiste tout entier dans la rééducation. Nous nous en occuperons à propos de l'aphasie amnésique.

TROISIÈME PARTIE

RAPPORTS DE L'AMNÉSIE ET DE L'APHASIE

L'Aphasie amnésique

« *L'amnésie* et *l'aphasie* sont deux états qu'il ne faut, » ni séparer absolument, ni confondre d'une manière » complète. Il y a deux espèces d'amnésie distinctes : la » perte de mémoire peut porter sur les idées ou sur les » mots. L'amnésie des idées ou des images, est un trou- » ble de l'idéation... n'a rien à voir avec l'aphasie vraie. » L'amnésie des mots au contraire rentre dans l'aphasie; » elle en est le degré inférieur. L'aphasique incomplet » [illegible] les mots quand on les lui dit, mais il ne peut » pas les trouver spontanément ; c'est de l'amnésie. L'a- » phasique complet ne peut même pas répéter ce qu'on » lui dit... l'amnésie verbale forme le degré inférieur de » l'aphasie. » Ainsi s'exprimait le professeur Grasset, dès 1878, dans ses leçons sur les maladies du système nerveux.

L'aphasie amnésique a subi et subit encore bien des tribulations. Après Bouillaud, Lordat, Trousseau qui y avaient fait allusion, Sardes, Jackson, Jaccoud en avaient admis l'existence ; puis elle était pour ainsi dire tombée dans l'oubli. De nos jours, cette question suscite à nouveau de nombreuses discussions entre les neuropathologistes. Les uns, avec Pitres, qui s'est fait le champion de cette « frappée d'excommunication majeure » l'admettent comme variété à part « univoque » ; d'autres, comme le professeur Grasset, l'admettent avec des réserves; d'autres enfin la repoussent complètement, la font disparaître dans les formes fondamentales de l'aphasie ; pour eux toutes les aphasies sont des amnésies et suivant Bernard, « parler d'aphasie par amnésie c'est commettre un pléonasme, c'est confondre la partie et le tout, quand ce n'est pas simplement se payer de mots ». On le voit, la question est des plus embrouillées ; nous devons donc examiner maintenant si l'aphasie amnésique a vécu définitivement ou au contraire, si elle est susceptible d'occuper une place dans le groupe des aphasies.

Historique. — Bouillaud disait dès 1825 : « Le système nerveux qui préside à la formation des signes n'est pas le même que celui qui produit le mouvement des organes de la parole, puisqu'il n'est pas rare de voir la parole suspendue, tantôt seulement parce que la langue et ses organes congénères se refusent à la prononciation des mots, et tantôt parce que la mémoire de ceux-ci nous échappe. » — Après lui, Lordat (1843) distingue l'alalique par amnésie, de l'alalique par asynergie verbale ; le premier a ses idées intactes, prononce facilement les mots si on les lui souffle, mais ne peut les évoquer spontanément parce qu'il ne s'en souvient plus. Le second sait ce qu'il veut dire, mais ne peut pas le dire parce qu'il ne peut pas associer l'activité de ces muscles (bien qu'il n'y ait pas paralysie) en vue de l'expression vocale. En définitive « l'amnésie verbale consiste en une perturbation de l'évocation mentale des mots ; l'asynergie verbale est un défaut de l'incitation fonctionnelle des muscles de la phonation ».

Trousseau, dans ses Cliniques de l'Hôtel-Dieu, décrit ces aphasiques qui ne parlent pas « parce qu'ils ne se souviennent pas des mots qui expriment leur pensée » : «Vous vous rappelez, dit il, l'expérience que j'ai souvent répétée au lit de Marcou. Je plaçais son bonnet de nuit sur son lit et lui demandais ce que c'était. Mais après l'avoir regardé attentivement, il ne pouvait dire comment on l'appelait et s'écriait : « et cependant je sais bien ce que c'est, mais je ne puis m'en souvenir ». Lorsque je lui disais que c'était un bonnet de nuit il répondait : « oh! oui, c'est un bonnet de nuit ! » La même scène se répétait pour les divers autres objets qu'on lui montrait ». Sous l'influence du grand clinicien, diverses autorités médicales admirent alors les aphasies amnésiques (Sanders) ou léthologiques (Prophan) ou amnémoniques (William Ogle) qui rentrent dans le cadre de l'amnésie verbale de Lordat. Cependant Wernicke, Kussmaul, Charcot, en bouleversant par leurs recherches la psychologie et la pathologie du langage viennent faire naître et se multiplier les classifications nouvelles. De ce jour commencent les vicissitudes de l'aphasie amnésique. Elle se fragmente, elle se fond dans les diverses formes de l'aphasie, telle que les avait décrites Charcot (cécité et surdité verbales, aphasie, agraphie).

Pour Charcot (1883) et ses élèves, l'aphasie amnésique est un effacement partiel des images verbales. En 1881, Déjerine prétend qu'elle se confond avec l'aphasie sensorielle. « A partir de ce moment, le mot amnésie verbale se trouve détourné de sa signification primitive. Il indiquait auparavant la perte ou la difficulté anormale de l'évocation mentale des mots; il signifiera désormais (tout au moins dans l'esprit de quelques savants jouissant d'une grande autorité) un affaiblissement de l'excitabilité des centres corticaux des images verbales. Au lieu de désigner un processus mental, elle s'appliquera à un simple phénomène physiologique » (Pitres.)

Pourtant, en 1886, Guido Banti admet que l'aphasie amnésique constitue une variété clinique distincte, due à une perturbation du centre auditif verbal. Elle résulterait de la rupture des communications entre les centres idéogènes et le centre auditif verbal. (Trouble suspolygonal de Grasset en O A.)

En 1898, le professeur Pitres (de Bordeaux) fait paraître, dans le *Progrès médical*, une série de leçons sur « l'Aphasie amnésique et ses variétés cliniques ». Cet important travail donne un regain d'actualité à cette question, que nous devons maintenant exposer avec plus de détails.

SYMPTOMATOLOGIE. — Qu'est-ce donc que l'aphasie amnésique ? C'est l'impossibilité dans laquelle se trouvent certains sujets d'employer les mots qu'ils voudraient pour exprimer leur pensée ; en d'autres termes, ces malades, qui ne sont pas privés de parole, qui entendent et comprennent ce qu'on leur dit, qui répondent aux questions posées, sont de temps en temps arrêtés brusquement dans leur conversation ou dans leurs réponses par un mot, une expression qui leur échappe et dont ils ne peuvent évoquer spontanément le souvenir.

Le malade suivant nous paraît rentrer dans cette catégorie d'aphasiques. Son observation, recueillie dans le service de M. le professeur agrégé Vires, à la clinique des vieillards, a été déjà publiée dans la thèse de Mlle Koutchinsky, et nous l'avons complétée en partie. Sa lecture va nous faire saisir la symptomatologie et nous permettre de discuter le diagnostic de l'aphasie amnésique.

Observation

C... (Pierre), 55 ans, cordonnier, a eu, il y a six ans, une attaque, à la suite de laquelle il est resté hémiplégique du côté droit et aphasique. C'est un bossu, sa mère l'était également. Elle est morte du choléra à 27 ans. Son père, mort à 57 ans, a présenté, pendant les trois ou quatre dernières années de sa vie, des symptômes de démence. « Il faisait, nous dit-on, une chose pour une autre et ne se rappelait jamais ce qu'on lui avait commandé. Il était incohérent dans ses actes et dans ses propos. De six enfants, dont notre malade est le plus jeune, deux sont morts en bas âge; une fille vit, bien portante; une autre, bossue; cette dernière, issue d'une grossesse gémellaire; l'autre produit est une fille, morte à 36 ans d'hémorragie cérébrale.

Dans ses antécédents personnels, nous relevons une rougeole à 3 ans, une typhoïde à 16 ans. Pas d'alcoolisme, pas de syphilis.

A 49 ans, sans prodromes, au moment de son lever, il se vit dans l'impossibilité de parler; le bras droit ne se prit que pendant la nuit suivante, et la jambe du même côté le lendemain seulement. La paralysie de toute la moitié droite du corps fut à ce moment absolue, pour s'amender un peu dans la suite. Deux ans après, Pierre Cor... eut un ictus caractérisé par des cris laryngés, des mouvements épileptiformes, du trismus, de la cyanose.

Aucun nouveau symptôme ne fut noté à la suite de cette attaque.

Actuellement (1901), le malade est à l'Hôpital Général depuis six ans. Il a 59 ans, et sa première attaque remonte, par conséquent, à dix ans auparavant. Il y a quatre ans, cure à Lamalou. Petit, chétif, il conserve toujours des traces de son hémiplégie, qui pourtant s'est notablement améliorée. Il ne peut cependant pas se servir de sa main droite Au point de vue du langage, voici ce que nous révèle l'examen :

Pierre Cor... comprend très bien tout ce qu'on lui dit. Il articule bien les mots qu'on le prie de répéter. Il est capable de parler spontanément. Cependant, très souvent, il lui arrive d'être arrêté au milieu d'une phrase parce qu'un mot nécessaire lui échappe. Il cherche à se le rappeler et y parvient quelquefois.

Nous lui montrons son chapeau qui est sur son lit, et nous lui demandons ce que c'est. Par sa mimique, par ses gestes, par ses paroles, il nous fait comprendre à quoi sert cet objet, et avec vivacité il témoigne de son dépit de ne pouvoir le dire. « Est-ce pour manger ? — Non. — Est-ce pour écrire ? — Eh ! non ! — Est-ce pour mettre sur la tête ? — Oui, pardi ! — Comment cela s'appelle-t-il ? (Geste d'impatience et de contrariété). Un encrier ? — Non ! — Un porte-plume ? — Non ! — Nous lui soufflons alors la première syllabe : cha... et aussitôt avec un air de victoire, le malade prononce le mot chapeau, qu'il répète plusieurs fois de suite avec une satisfaction évidente. Nous agissons de même pour divers objets usuels (assiette, cuiller, verre, fourchette, oreiller) et la même scène se reproduit. Parfois, le malade trouve spontanément le mot désignant l'objet qui lui est montré. Si au bout de quelques minutes, nous revenons au premier objet désigné : chapeau, et si nous le prions de nous dire ce que c'est, nous constatons qu'il l'a déjà oublié, et malgré tous ses efforts il est incapable de le retrouver seul. Sous l'influence d'une excitation plus vive, d'une colère, ou d'une émotion quelconque, il arrive à parler beaucoup mieux, et les lacunes se comblent.

Enfin, si l'on évoque devant lui un mot faisant partie d'un groupe cohérent de mots associés dans le souvenir notre aphasique devient capable d'évoquer lui-même et de prononcer à haute voix les autres mots composant l'association. Ainsi, d'emblée, il ne peut retrouver le mot « quatre » si nous lui montrons quatre doigts de la main ; mais si on a soin de prononcer devant lui le mot « un » en lui montrant d'abord un seul doigt, et d'étendre ensuite successivement les autres, jusqu'au quatrième, il dit très bien « deux, trois et quatre ».

En ce qui concerne la lecture, la culture intellectuelle de notre malade ne nous permet pas de nous livrer à un examen approfondi. Néanmoins, il reconnaît les lettres imprimées et les énonce à haute voix ; il peut aussi désigner du doigt les lettres dont on lui dit le nom : mais la vûe du mot écrit ne suffit pas à le lui faire dire.

Quant à l'écriture, le malade qui savait écrire avant son attaque, mais « très peu » à ce qu'il nous dit lui-même, est actuellement dans l'impossibilité de tenir un crayon ou un porte-plume, à cause de son hémiplégie. Nous ne pouvons donc nous rendre compte s'il écrit sous la dictée ou d'après copie.

Diagnostic différentiel. — Ce que nous avons dit précédemment à propos des aphasies, nous permet de ranger notre malade dans la catégorie des aphasiques.

Chez lui, le trouble de la parole n'est pas dû à une altération quelconque des muscles de la phonation ; il ne présente aucun des symptômes particuliers de la paralysie générale progressive de la sclérose en plaques, de la paralysie labio-glosso-pharyngée. Enfin, fait important, il conserve son intelligence, il a des idées, mais il est seulement dans l'impossibilité, à certains moments, d'utiliser les mots nécessaires pour exprimer sa pensée. Il est donc atteint d'aphasie : mais de quelle sorte ? dans quel groupe convient-il de la ranger ?

Est-ce de l'aphémie ? Non ! puisque notre malade peut se faire comprendre par la parole, qu'il est capable de parler, de répéter les mots qu'on lui souffle, de terminer ceux dont on lui dit la première syllabe. Tout cela n'existe en aucune façon dans l'aphémie telle que l'a décrite Charcot, et qui consiste dans la perte de la parole articulée chez des individus qui ne sont ni déments, ni paralysés, avec conservation de la faculté d'entendre, de lire, et d'écrire les mots.

Est-ce de la surdité verbale ? Pas davantage, car celle-ci est caractérisée par ce fait que le malade tout en entendant le son de la parole, ne peut comprendre les sons qui constituent les mots. Or, notre malade entend et comprend très bien tout ce qu'on lui dit ; de plus la surdité verbale est produite par l'effacement des images auditives verbales, qui ne peuvent plus être ravivées par la sensation qui les avait autrefois fait naître. Chez notre malade au contraire les images auditives verbales ne sont qu'endormies et la sensation qui les a produites peut les faire renaître.

Il n'y a pas non plus de cécité verbale : Pierre Cor... comprend la signification des lettres qu'on lui désigne sur un livre ; ce que ne peuvent faire les aveugles verbaux qui eux ont perdu le sens des caractères graphiques.

Notre malade est donc atteint d'un genre d'aphasie tout autre et nous croyons qu'on doit le ranger dans le groupe de ceux que les cliniciens du siècle dernier désignaient sous le nom d'aphasiques amnésiques.

Dans ce cadre, Lordat, Trousseau, etc., et de nos jours, le professeur Pitres et quelques autres rangent les aphasies qui ont pour caractère fondamental la perte de l'évocation des mots. Pour Pitres notamment, l'amnésie verbale d'évocation est la condition pathogénique essentielle de l'aphasie amnésique.

Les images verbales ne sont pas effacées totalement ou partiellement, « c'est l'évocation des signes représentatifs » des idées qui fait défaut ; quand le malade cherche un » mot qu'il ne trouve, il suffit que nous lui en soufflions » la première syllabe, ou que nous en écrivions les pre- » mières lettres sous ses yeux, pour qu'aussitôt le mot » entier surgisse dans son esprit. Et quand il a surgi, les » images sensorielles et motrices sont d'une parfaite net- » teté. C'est une erreur de faire, comme l'a fait Bernard, » de l'aphasie amnésique une variété incomplète de l'apha- » sie motrice, car les malades atteints d'aphasie amnési- » que pure ne présentent aucun trouble dans l'émission » du langage ; ils peuvent prononcer facilement tous les » mots qu'ils n'ont pas oubliés ; ils peuvent répéter tous » les sons articulés qu'on profère devant eux ; ils peuvent » enfin lire à haute voix sans la moindre hésitation, tandis » que les aphasiques moteurs sont incapables de parler, » de répéter et de lire à haute voix. »

Pitres insiste sur un signe important de diagnostic ; ce signe consiste en ce que le malade étant incapable d'évoquer un mot, peut y parvenir en évoquant les associations verbales solidarisées par l'habitude. Exemple : notre malade étant incapable de dire quatre, y arrive en prononçant : un, deux, trois.

Mécanisme et siège des lésions. — Comment se produit cette aphasie amnésique ? Voici l'explication que donne Pitres. Quand nous voulons parler, les images verbales sont éveillées par les idées. Mais si pour une cause quelconque cet éveil ne se produit pas, il y a trouble du langage : ce trouble résulte, non pas de la destruction des images sensorielles ou motrices, mais d'un autre processus. « Le malade conserve *in posse* la faculté de parler ou
» d'écrire, il peut répéter les mots qu'on prononce devant
» lui, écrire d'après copie ou sous dictée, mais il ne peut
» plus évoquer spontanément, au moment opportun, les
» images verbales qui lui seraient nécessaires pour revê-
» tir sa pensée par des mots appropriés. En d'autres ter-
» mes, l'aphasie sensorielle et l'aphasie motrice sont les
» manifestations symptomatiques de la perte de l'excita-
» bilité organique ou fonctionnelle des centres des images
» sensorielles ou motrices des mots ; l'aphasie amnésique
» est le signe révélateur de la rupture des communications
» entre les centres psychiques intacts et les centres inal-
» térés des images verbales. »

Ainsi comprise, l'aphasie amnésique rentre dans le groupe des aphasies psycho-nucléaires de Pitres dont elle n'est qu'une variété particulière. Si on lui applique la conception du polygone du professeur Grasset, on voit qu'elle correspond à une lésion sus-polygonale, près du polygone (groupe sus ou idéo-polygonal). Le polygone serait intact et il n'y aurait pas perte de la mémoire sensorielle ou motrice des mots ; ce serait le mot lui-même qui serait atteint par lésion des trajets idéo-sensoriels ou idéo-moteurs. Cette lésion produirait une aphasie dysmnésique d'évocation.

Contre ces conclusions Déjerine s'élève avec force. Pour lui, l'aphasie amnésique est due à un simple fonctionnement défectueux des centres du langage. Les substantifs, les verbes, les langues diverses, n'ont pas de localisations différentes ; une image est évoquée d'autant plus facilement que l'évocation a été souvent répétée ; il n'y a donc pas de localisations diverses, mais des images plus ou moins anciennes, plus ou moins empreintes par la répétition ; les plus récentes d'acquisition, les moins empreintes disparaissent les premières par une faible lésion (anémie, troubles circulatoires), alors qu'il faut une destruction totale d'un centre pour enlever toutes les images. On prononce au malade un mot ou la première syllabe de ce mot, l'audition vient en aide à la mémoire d'articulation, l'image affaiblie se réveille momentanément, le malade prononce le mot, mais il est dans l'impossibilité de l'évoquer spontanément ; le phénomène est explicable par un simple fonctionnement défectueux des centres du langage. S'appuyant sur l'anatomie pathologique, Déjerine s'efforce encore de démontrer que l'aphasie amnésique n'est qu'une variété atténuée d'aphasie motrice ou sensorielle, avec lesquelles elle se confond. Pour Pitres, les lésions n'ont pas une topographie fixe ; elles n'agissent pas, en effet, en détruisant un centre spécialisé exclusivement affecté à l'évocation, « mais en rompant une partie des voies commissurales qui réunissent les centres différenciés des images verbales, aux parties de l'écorce dans lesquelles s'opèrent les actes psychiques supérieurs ». Or, d'après Déjerine, aucune des autopsies invoquées par Pitres ne confirme cette manière de voir, car dans toutes les centres spécialisés du langage et en particulier les centres sensoriels sont atteints. « Parmi ces cas rapportés par Pitres, 9 sur 10 concernent purement et simplement des faits d'aphasie sensorielle et le dixième a trait à un cas d'aphasie motrice. Or, dans ces dix autopsies, huit fois le pli courbe est lésé, et dans les deux cas où il a été trouvé intact, il existait dans l'un une altération des deuxième et troisième temporales et dans l'autre une lésion du pied de la circonvolution de Broca ainsi que de la deuxième temporale. »

Malgré cela, devons-nous repousser totalement l'aphasie amnésique et faire une variété atténuée d'aplasie motrice ou sensorielle avec lesquelles elle se confond, a-t-il dit.

Nous ne le pensons pas, nous avons vu, en effet, en étudiant la mémoire que « si la réviviscence des images mnésiques se passait dans les cellules pyramidales des centres perceptifs et était nécessairement abolie par le fait de la destruction organique de ces centres, leur évocation était le résultat d'excitation portant des neurones disséminés dans toute l'écorce cérébrale où s'élaborent les opérations psychiques ».

Dès lors, comme le soutient Pitres, il est tout naturel que les lésions provocatrices de l'aphasie mnésique siègent dans le voisinage des centres sensoriels verbaux, mais sans topographie invariable.

Il n'y a pas de centre spécialisé de l'évocation, et par conséquent point de lésion fixe, mais rupture des voies commissurales. Alors une autre difficulté surgit : dans l'aphasie amnésique ainsi entendue, l'idée n'évoque plus le mot, mais le mot réveille toujours l'idée ; et l'objection se présente toute naturelle. Comment concevoir une rupture de conducteurs empêchant la conduite des impressions dans un sens, et la laissant libre dans un sens opposé ? Pourquoi ne pas admettre, dit Pitres, que les communications psycho-sensorielles ne suivent pas le même chemin que les communications sensorio-psychiques. « Cette hypothèse, bien que ne satisfaisant pas complètement, n'a rien d'invraisemblable ; et si l'on supposait en outre que les fibres transmettant les excitations des centres psychiques aux centres sensoriels cheminent dans l'écorce du lobe pariétal, on comprendrait du même coup pourquoi les lésions donnant lieu à l'aphasie amnésique siègent de préférence dans la région du globule pariétal inférieur.

Comme le dit Koutchinsky, cela nous explique pourquoi, sous l'influence d'une excitation plus énergique que de coutume, l'influx nerveux puisse se frayer passage à travers d'autres fibres qui constituent pour lui un chemin détourné et donne lieu à des lambeaux de phrases que notre malade devient capable de prononcer quand il est en proie à la colère ou à toute autre émotion violente. « L'énergie plus considérable du stimulus émotionnel et » du stimulus volitionnel, qui peut évoquer une idée en » quelque sorte latente, peut frayer une route le long des » conducteurs, offrant une résistance que le stimulus » volitionnel seul est incapable de surmonter. » (Bastian.)

Donc, il existe incontestablement une aphasie amnésique. Mais résulte-t-elle uniquement, comme le veut le professeur Pitres, de la perte de l'évocation des mots ; les troubles sus-polygonaux, par lésions entre les centres automatiques et le centre psychique supérieur, sur les trajets idéo-sensoriels ou idéo-moteurs sont-ils seuls en cause? Sans doute, ces troubles sont le plus fréquemment le point de départ de l'aphasie amnésique. Mais avec le professeur Grasset, nous pensons qu'ils ne sont pas les seuls. Comme le reconnaît Pitres lui-même, certains aphasiques amnésiques présentent, en même temps que l'oubli d'évocation, la perte de la mémoire de fixation. Notre malade en est un exemple frappant. Il ne peut retenir le mot qu'on vient de lui dire quelques minutes auparavant ou ne le retient qu'avec une extrême difficulté. Or, c'est là un trouble non sus-polygonal, mais bien polygonal, non psycho-nucléaire, mais bien nucléaire; et cependant notre malade est atteint d'amnésie verbale (il n'a ni surdité, ni cécité verbales, ni aphasie motrice). Les troubles des centres polygonaux sont donc susceptibles d'amener l'aphasie amnésique.

Comment parviendra-t-on à distinguer cliniquement si le trouble est polygonal ou sus-polygonal ? En étudiant chez le sujet le langage automatique. Si celui-ci est conservé, pas de doute, le trouble est bien sus-polygonal ou psycho-nucléaire. Si, au contraire, le langage automatique présente une altération, l'aphasie sera nucléaire ou internucléaire (polygonale ou transpolygonale).

Notre malade peut être rangé dans cette catégorie. Comme nous l'apprend son observation, chez lui, la vue d'un mot écrit ne suffit pas à le lui faire dire : donc, le centre M a sa mémoire affaiblie ou ses communications troublées et, par suite, il y a altération polygonale ou transpolygonale et non pas sus-polygonale.

Voici, parmi de nombreuses observations publiées, celles qui nous paraissent présenter les caractères de l'aphasie amnésique :

I — Oubli des substantifs, des noms propres, des verbes, etc.

Observation Première.

(Résumée)

(Malade du professeur Pitres.)

Femme de 38 ans, syphilitique. A la suite d'une attaque d'apoplexie, hémiplégie droite et aphasie complète, Après traitement spécifique intensif, les lésions s'amendent. Il persiste une hémiparésie du côté droit avec exagération légère des réflexes tendineux. Troubles du langage : la malade parle à haute voix, lit l'écriture imprimée aussi bien que la cursive, et en comprend le sens; elle articule très bien tous les mots qu'elle prononce. «Cependant il lui arrive souvent d'être arrêtée au milieu d'une phrase parce qu'un des mots nécessaires pour revêtir sa pensée lui échappe. Elle cherche alors à se rappeler ce mot qui lui manque ; si elle parvient à le retrouver, elle le prononce vivement et continue la phrase commencée. Si elle ne le trouve pas, elle s'efforce de suppléer à son absence par des périphrases. Elle reconnaît les objets et les nomme sans hésiter ; mais parfois, elle s'aperçoit, à sa grande surprise, qu'elle a oublié les noms des objets les plus vulgaires. Voici un étui ; elle l'ouvre, en tire les aiguilles, nous explique qu'elle connaît parfaitement ces objets, que «c'est pour coudre», mais elle ne parvient à trouver ni le mot étui, ni le mot aiguille. De même, je lui montre une fourchette, elle dit : « Ça, c'est pour manger », des allumettes « c'est pour allumer », mais elle ne trouve pas spontanément les mots fourchette et allumette qu'elle répète cependant très aisément aussitôt qu'on les a prononcés devant elle. Si, quand elle cherche un mot qu'elle ne trouve pas spontanément, on lui en souffle un autre, elle fait un signe de tête négatif et continue à chercher ; si on lui souffle le mot oublié, elle le répète facilement, et elle trouve généralement le mot oublié quand on ne lui souffle que la première syllabe ; mais elle l'oublie avec une rapidité désespérante. La parésie du côté droit la gêne beaucoup pour écrire, mais elle n'a pas perdu pour cela la faculté de tracer les caractères graphiques qu'elle connaissait ; elle peut former grossièrement des lettres isolées ou des mots entiers ; elle signe lisiblement son nom.

Observation II

(Malade de Bateman)

Un malade de Bateman avait perdu le souvenir de la plupart des substantifs. Il faisait usage de périphrases pour y suppléer. On lui montre une bourse en lui demandant ce que c'est. — « Je ne puis dire le mot, répondit-il, je sais ce que c'est, c'est pour mettre de l'argent. — Est-ce un couteau ? — Non. — Un parapluie ? — Non. — Une bourse ? — Oui. » (D'après Pitres.)

Observation III

(Oubli des noms propres.)

(*In* Fabret. — Etudes cliniques sur les maladies mentales et nerveuses, 1890.)

Un ambassadeur de Saint-Pétersbourg, ayant un matin plusieurs visites à faire, fut obligé, dans une maison où les domestiques ne le connaissaient pas, de donner son nom. Tout à fait hors d'état de répondre, il se retourna vers celui qui l'accompagnait et lui demanda sérieusement: « De grâce, dites-moi donc mon nom ! » On le lui dit et il put terminer sa visite.

Observation IV

(Malade observé par Larrey. — In Bauchet, *Lés. traum. de l'encéph.*)

Un officier de cavalerie avait perdu à la suite d'une plaie pénétrante du crâne le souvenir des noms propres et de beaucoup de substantifs, tandis que la mémoire des choses était restée parfaitement intacte. Ainsi il se rappelait très bien la personne et les traits de Larrey qui lui avait plusieurs fois donné des soins, et qu'il connaissait beaucoup ; mais il ne pouvait se rappeler son nom ; il l'appelait M. Chose. Il avait également oublié les noms de ses amis et de ses parents ; il ne pouvait dire les noms des pièces qui composent la batterie d'un fusil, mais il en connaissait les usages et en faisait fort bien la description. (Résumé par Pitres.)

Observation V

(Observation de Piorry. — In *Traité de diagnostic et séméiologie*)

Un prêtre, M. Perrier, âgé de 70 ans, fut atteint d'une hémo-encéphalorrhagie du corps strié droit, dans lequel je trouvai quelques années après plusieurs petits kystes remplis de liquide, gros chacun comme un grain de chènevis, qui étaient les débris de l'hémorragie. Or, aussitôt après l'accident, il y eut une perte absolue de la mémoire des substantifs. Le malade se servait sans cesse de circonlocutions très bizarres pour désigner les choses qu'il voulait demander. Voulait-il demander son chapeau, il disait : « Donnez-moi ce qui se met sur la ... », mais le mot tête, ne lui venait pas plus que le mot chapeau. Pour demander son habit, il disait : « Donnez-moi ce qui se porte pour se vêtir. » Tout cela était dit avec hésitation, impatience, parce que le malade cherchait sans cesse le mot propre, ne le trouvait pas et s'irritait de son défaut de mémoire. M. Perrier vécut plus de deux ans dans cet état.

Observation VI

(Docteur Hood — In thèse Koutchsinky)

Un serrurier, tout d'un coup, devint incapable de prononcer les noms de tous les objets. Sa mémoire de choses paraissait complètement intacte, mais la possibilité de désigner les personnes et les choses avait disparu. Il pouvait répéter les mots prononcés devant lui ; il avait la conscience parfaite de sa faiblesse et il montrait par sa conduite et par les ordres qu'il donnait, qu'il était en pleine possession de ses facultés intellectuelles. Cet état dura quatre mois. Guérison.

Observation VII

(Bergmann, *Journal für Psychiatrie*, 1849, p. 659)

Un homme, à la suite d'une chute sur la tête, perd la mémoire des noms, tandis que celle des choses et des lieux est intacte. Il prononce et emploie bien les verbes, mais pour les substantifs il emploie des périphrases. Au lieu de « ciseaux », il dit : « ce avec quoi on coupe » ; pour indiquer la fenêtre, « ce par où l'on voit, par où il fait clair ».

Observation VIII

(Heibrome. *Analyse dans Archives de neurol.*, t. XXXVI, p. 152)

N. N.., 38 ans, syphilitique depuis 16 ans, mal traitée, à la suite d'un ictus apoplectique, perd le souvenir des verbes. Pas de trouble dans l'articulation dés mots. Elle peut nommer les personnes connues et désigne les rues par lesquelles elle passe pour venir à la clinique. Si on lui montre l'objet, elle dit son nom. Elle écrit bien sous la dictée, sans omission de lettres. Je sors de ma poche, dit Heilbrome, un canif et un crayon et je demande à la malade ce que je fais. « Poche, canif, crayon », répond-elle, mais les verbes sortir, prendre et tailler, ne peuvent pas être trouvés et pourtant elle comprend le défaut de son langage et tâche de prononcer le mot omis. Elle remplace tous les verbes par des substantifs. Les articles sont difficiles à employer.

II. — Impossibilité de construire des phrases

Observation IX

(Malade de Pitres. *In Progrès médical*, 1898, n° 28)

X..., jeune homme de 27 ans, syphilitique. A la suite d'un ictus apoplectiforme sans perte complète de connaissance, ne peut répondre que par oui ou par non sur les questions posées. Soumis au traitement spécifique, la parole revient peu à peu sans être pourtant normale. Motilité en sensibilité normale ; ni hémianopsie, ni rétrécissement concentriques des champs visuels. Quand on lui parle, il comprend tout ce qu'on lui dit, et il répond rapidement en accompagnant ses paroles d'une mimique fort expressive et d'intonations très justes. Si bien que, malgré les imperfections de sa parole, on arrive presque toujours à comprendre ce qu'il veut dire. Ainsi prié de raconter l'histoire de sa maladie, il s'exprime de la manière suivante : « Le 13 février 1894... j'étais au chai... depuis bien fatigué, éreinté... Alors au téléphone... Allo, allo... Vous êtes là Monsieur ?... et tout à coup je tombe ah ! ah ! ah ! Alors tous les commis : Charles, qu'avez-vous ? — moi la tête, la tête. Les commis : vite, un médecin ! — Moi ? non, non. Puis je m'en vais seul chez moi... Tiens ! la porte fermée... Ma mère au marché... j'ai la clef... Ouvrez.... fermez... je m'en vais me coucher... je dors... et après, le matin je ne parle plus. »

Aucun trouble de l'articulation ; les mots sont prononcés avec netteté ; le malade lit à haute voix et comprend ce qu'il lit ; il écrit et trace correctement les caractères, mais il n'y a pas plus d'association de mots dans ses phrases écrites que dans ses phrases parlées ; il parle et écrit *nègre*. Ainsi, interrogé sur son emploi du temps dans la journée précédente il écrit : « Hier bureau, j'écrivais, les livres, permis, acquits. Grande expédition. Le soir, dîner ; puis, au café, manille aux enchères, puis, je vais me coucher. » Sous dictée ou d'après un modèle, il écrit d'une façon irréprochable. A son bureau, il copie des factures, des lettres circulaires, des avis divers, et ne commet jamais d'erreurs ; on ne peut cependant lui confier que des travaux de copie. Il a conservé intacte l'aptitude à calculer ainsi que ses aptitudes musicales, il joue bien du trombone et de l'ocarina aussi bien qu'avant sa maladie. Interrogé sur l'opéra de *Carmen*, il se met à le raconter en en jouant les principaux morceaux. « D'abord, nous dit-il, un jeune homme soldat (il fait le geste de se promener) et juste une jeune fille... (il joue : l'*Amour est enfant de Bohème*). Alors le soldat... (geste d'admiration amoureuse). Après, nous allons déserter... il joue : *Toréador, en garde*) et le toréador avec Carmen... et juste le soldat ! Alors un coup de poignard. » Rien n'était plus curieux que de comparer la défectuosité du langage parlé avec la netteté évidente du souvenir du drame que M. X... voulait raconter et avec la pureté parfaite de l'expression musicale.

Observation X

(Deleuze, *Histoire critique du magnétisme animal*, 2e édit., 1817, t. I, p. 237.)

La femme d'un notaire de Pernes, hémiplégique du côté droit depuis deux ans, ne faisait usage que de l'infinitif des verbes, n'employait jamais aucun pronom. Ainsi au lieu de dire : « Je vous souhaite le bonjour ; arrêtez-vous, mon mari va venir de suite » ; elle disait : « Souhaiter le bonjour, arrêter, mari venir. » Elle arriva à acquérir la connaissance des pronoms sans parvenir à en faire une juste application.

III. — Perte de l'usage d'une partie des langues chez les polyglottes.

Observation XI

(Résumée)

(Charcot. — *In* thèse Koutchinsky).

Un général de l'armée russe, parlant facilement, outre sa langue maternelle, le français et l'allemand, tout à coup, dans un salon, s'aperçut, à son grand étonnement, qu'il ne pouvait plus s'exprimer ni en français, ni en allemand. Il pouvait cependant converser en russe. Il comprenait bien ce qu'on lui disait en français et en allemand, mais il ne trouvait plus les mots nécessaires pour répondre en l'une ou l'autre de ces langues. Plus tard, il arriva à reparler un peu le français, mais l'amnésie pour l'allemand persista jusqu'à sa mort. Pas d'autopsie.

Observation XII

(Pitres. — *In Revue de médecine*, 1895).

Al... Marie, 50 ans, journalière, parlant basque (sa langue maternelle), le patois béarnais et le français, devient sans prodromes, sans perte complète de connaissance, hémiplégique du côté droit et aphasique.

Dès les premiers jours qui ont suivi l'ictus initial, elle comprenait ce qu'on disait autour d'elle, en l'une ou l'autre de ces langues, mais elle était incapable d'y répondre. Six mois après, elle parle bien le basque, s'exprime moins facilement en français ; les mots lui manquent souvent. En patois béarnais, elle n'arrive pas à dire les phrases les plus simples ; les mots les plus usuels lui échappent. Elle paraît avoir conservé sa mémoire et son intelligence.

Observation XIII

(Pitres. — *In Progrès méd.*, 1895, *loc. cit.*)

C..., 55 ans, né à Dax (Landes). Connaît dès sa plus tendre enfance le français et le patois landais, parle l'espagnol depuis quelques années seulement. En juin 1895, attaque d'apoplexie avec perte complète de connaissance. Engourdissement de la main droite sans paralysie motrice. Aphasie. Huit mois après C... parle presque tout à fait librement le français et le patois landais. Il n'en est pas de même de l'espagnol. Il le comprend très bien quand on le parle devant lui, mais il n'est pas encore capable de s'exprimer en cette langue. Prié de raconter comment il est tombé malade, il le dit en français, mais il ne peut le répéter en espagnol, les mots ne lui viennent pas. Les phrases familières de la conversation courante se présentent un peu plus facilement à son esprit. Si on lui demande de dire bonjour en espagnol, il dit aussitôt : « Adios caballero, como la passa usted. » Il répond même quelquefois par des mots isolés ou de très courtes phrases aux questions qu'on lui pose en espagnol. Mais souvent les mots les plus simples lui échappent. Je lui demande comment on dit en espagnol : une table ; il se recueille, cherche, s'impatiente et ne peut trouver le mot demandé. Je lui souffle : una me..., et il s'écrie radieux :

« Ah ! voilà ! una mesa, une table, c'est cela. » Je le prie de nous dire le mot espagnol qui signifie allumettes. Il recommence à chercher et ne trouve pas. J'écris au tableau fosf... et avant que j'ai terminé le mot, il s'écrie : « Voilà ! voilà ! c'est fosforos. »

PRONOSTIC. — Le pronostic de l'aphasie amnésique pure est relativement sérieux. Bien entendu, nous ne parlons ici que de la guérison possible de l'aphasie, et non pas du pronostic des lésions. « Par la force même des choses, dit le professeur Pitres, sans traitement particulier, elle va progressivement en s'atténuant et elle finit presque toujours par disparaître. » Suivant que l'amnésie porte sur les substantifs, les verbes, les pronoms, etc., les lois de la restauration de la mémoire, telles que nous les avons indiquées dans la première partie de cette étude, trouvent leur application.

TRAITEMENT. — Le traitement pathogénique doit être institué, et nous ne saurions nous y étendre davantage.

Mais, en dehors de la lésion, il convient de traiter aussi l'aphasie. La méthode thérapeutique est tout entière basée sur la rééducation de la parole. C'est un traitement physiologique. Il faut s'armer de patience, tenir compte de la culture intellectuelle antérieure du sujet, de son éducation générale et spéciale, de ses dispositions congénitales.

Le malade doit prêter toute l'attention dont il est capable et joindre ses efforts personnels à ceux de son médecin et à ceux des personnes qui l'entourent de leurs soins. L'entraînement doit être progressif et lent, car la fatigue vient vite chez les aphasiques.

En ce qui concerne plus particulièrement l'aphasie

amnésique, on parviendra à refixer dans l'esprit les mots oubliés en procédant à des exercices de mnémotechnie.

Nous ne saurions mieux faire pour conclure que de citer les paroles suivantes du professeur Grasset : « Une » aphasie peut guérir sans que la lésion disparaisse. » Dans ce cas, il y a eu suppléance soit par la région » similaire du côté opposé, soit par les parties voisines » du même hémisphère. Le rôle du médecin consiste à » aider et à hâter la formation de ces suppléances, et cela » en entraînant et en éduquant les parties saines.

» Dans les aphasies sus-polygonales on a à sa disposi- » tion tout le langage automatique du sujet, pour lui » réapprendre à faire intervenir sa conscience et sa vo- » lonté : on tâchera de lui apprendre peu à peu à ne plus » être un perroquet ou un écho. Au contraire, dans les » aphasies transpolygonales, c'est le langage automati- » que qu'on habituera le sujet à retrouver, en utilisant » ses directions volontaires et conscientes restées in- » tactes. »

CONCLUSIONS

1° L'aphasie amnésique existe. Le plus souvent elle est due à une dymnésie d'évocation, à un trouble sus-polygonal (Grasset) ou psycho-nucléaire (Pitres).

2° Les troubles (langage automatique conservé) sus-polygonaux des trajets idéo-sensoriels ou idéo-moteurs, la destruction des voies commissurales qui réunissent les centres différenciés des images verbales aux parties de l'écorce dans lesquelles s'opèrent les actes psychiques, ne sont pas seuls en cause.

3° L'amnésie verbale peut résulter aussi de troubles nucléaires (centres polygonaux) ou internucléaires (communications trans-polygonales (langage automatique altéré.)

4° Le pronostic est plus bénin que pour les autres aphasies.

5° Le traitement repose tout entier sur la rééducation de la parole.

INDEX BIBLIOGRAPHIQUE

AZAM (A.). — Les troubles intellectuels provoqués par les traumatismes cérébraux (*in* Archives générales de médecine, 7e série, t. VII, 1881).

AZOULAY. — Psychologie histologique et texture du système nerveux. (Année psychologique, 1896).

BALLET. — Le langage intérieur et les diverses formes de l'Aphasie. Th. d'agrégation. Paris, 1886.

BASTIAN. — Aphasie et autres altérations du langage (London, 1898). Analyse *in* Progr. Médical, 1898, n° 40.

— On Differents kinds of aphasia. (Brit. med. Journal, 1887).

— Le cerveau organe de la pensée.

BATEMAN. — De l'aphasie dans les maladies cérébrales. (Gaz. hebd. de méd. et de chir.).

BAUCHET. — Des lésions traumatiques de l'encéphale. (Th. d'agr de chirurgie, 1860.

BERGMANN. — Journal für Psychiatrie, 1849, p. 659.

BERNARD. — De l'aphasie et de ses diverses formes. Th. de doctorat, Paris, 1885. Une deuxième édition a été publiée, en 1899, par le Progrès Médical.

BERNHEIM. — Rapport au Congrès de Lyon 1894, et Revue Méd. de l'Est, 1898.

BINET et HENRI. — La mémoire des mots. Année psychol., première année, p. 1.

BISOT. — Du siège et de la direct. des irradiations capsulaires chargées de transmettre la parole. (Arch. de Neurol., 1881, t. VIII, nos 22 et 23). Analyse et critique de Grasset *in* Montp. Médical, 1881.

BLOCQ. — Aphasie sous-corticale. (Gaz. heb., 16 mai 1891).

BOUILLAUD. — Recherches cliniques propres à démontrer que la perte de la parole correspond à la lésion des lobules antérieurs du cerveau. (Arch. des sciences, 1825).

— Traité clinique et psychologique de l'encéphalite. Paris, 1825, p. 288-289.

BOYER (de). — Soc. anat., 11 mai 1877. (Progr. méd., 37).

BROCA. — Remarques sur le siége de la faculté du langage articulé, suivies d'une observation d'aphémie (perte de la parole). (Bull. de la soc. anat. 1861, 2e série, t. VI, p. 330.

— Nouvelles observ. d'aphémie produite par une lésion de la moitié post. des 2e et 3e circonvolution frontales (mém. recueil, mém. vol., p. 398).

BROUARDEL et GILBERT. — Traité de médecine. Art. aphasie, par Ballet.

BRISSAUD. — Articl. aphasie du Traité de méd. Charcot-Bouchard, t. VI, p. 102.

— Leçons sur les mal. nerveuses, 1899, t. II.

CHARCOT. — Leçons sur les maladies du syst. nerveux, t. III.

— Leçons sur les local. cérébrales (Progrès méd., 1875, n° 17 et suiv. ; 1876, nos 4 et suiv. Progrès méd. 1874, nos 20 et 21.)

CHARCOT (Dr Jean). — Articl. aphasie du Traité de médecine de Debove et Achard, 1894, t. IV, p. 647.

CORNIL. — Aphémie et anesthésie dans un cas de ramollissement superficiel du lobe postérieur gauche (société de Biologie, 1864).

CROCQ (fils). — Des diverses variétés d'aphasie (Journal de neurol. et société Belge de neurologie).

DANJOU. — Essai de traitement pédagogique de l'Aph motrice. (Revue interne de l'Enseign. des sourds-muets).

— L'aphasie chez l'enfant. (Essai de Tr. pédagogique, ibid, octobre 1896).

DAX (fils). — Mémoire envoyé à l'acad. de méd. (24 mars 1863) intitulé : Observations tendant à prouver la coïncidence constante des dérangements de la parole, avec une lésion de l'hémisphère gauche du cerveau, publié *in extenso* dans le Montp. Médical, 1877.

DÉJERINE. — Contrib. à l'étude de l'aph. motrice sous-corticale et de la localisation cérébrale des centres laryngés. (C. R. soc. Biologie, 28 fév. 1891, p. 155).

Déjerine. — De l'Aph. et de ses différentes formes (Sem. Méd., 1884, p. 450.

— Contribution à l'étude des localisations sensitives de l'écorce.

— Art. Aphasie du Traité de Path. générale de Bouchard, t. V, 1901.

Déjerine et Miraillié. — La lect. mentale chez les aphasiques moteurs corticaux. Sociét. de Biol., 6 juillet 1895.

Deleuze. — Histoire critique du magnétisme animal. (Paris, deuxième édition, 1810, t. I, p. 237.)

Debove et Achard. — Manuel de Diagn. médical, t. II, art. aphasie de Jean Charcot.

Dieulafoy. — Manuel de Path. interne, t. II.

— Gazette des hôpitaux, 1867, p. 220.

Durant Greille. — Article de la Revue scientifique du 23 sept. 1893, p. 411

Duret. — Arch. de physiologie, 1874.

— Notes sur la circulation cérébrale chez quelques animaux. Corrélation des régions motrices et des territoires vasculaires. Indépendance des divisions physiologiques et de la lobulation. (Gaz. méd, 1877).

Duval (M.). — L'aphasie depuis Broca. Paris, 1887.

Egger (V.). — La parole intérieure. (Essai de psychol. descriptive. Paris, 1881).

Fabret. — Troubles du langage et de la mémoire des mots dans les affections cérébrales (aphémie, aphasie, aboulie, amnésie verbales). Arch. général. de méd., 1864.

Farge (Dr). — Hémiplégie gauche avec aphasie. Observ. suivie de quelques réflexions sur la gaucherie cérébrale. (Gaz. hebd., 1877, p. 31 et 35).

Féré (Ch.). — Traitement pédag. de l'aph. motrice. (Soc. de Biol., 1895, p. 733).

— La rééducation des aphasiques. (Rev. gén. de cl. et de thérapeutique, 12 décembre 1896).

— Des troubles de l'usage des signes (*in* Revue philos., n° 6, 1884.)

Ferrand. — Le langage, la parole et les aphasies. (Paris, 1894.)

Ferrari (G.). — Un caso di amnezia parziale continua (in Riv. sper. de freniatria). XX fasc. III-IV, 1894.

Ferrier. — Recherches expérimentales sur la physiologie et la path. cérébrales. Trad. Duret, 1874, p. 47.

Ficher. — Du rappel de la parole chez les aphasiques. (Th. de doctorat, Bordeaux, 1887.)

Finance (de). — Etat mental des aphasiques.

Flechsig. — Neurol. Centralblatt, 1890.

Fournier. — Acad. de méd., août 1877.

Gall. — Sur les fonctions du cerveau. Paris, 1825, t. V.

Girard de Rialle. — Le transformisme en linguistique. (Revue scientif., avril 1873).

Grasset. — Clinique mensuelle du Montp médical, sept. 1877.

— Des localisations dans les maladies cérébrales, 2e édit., 1878.

— Leçons sur les mal. du système nerveux, 1878, t. I, p. 172.

— Du siège des lésions dans l'aphasie. (Montp. méd., 1884).

— Contribution clinique à l'ét. des aph. (Montp. méd., 1844).

— L'écriture chez les aph. (Montp. méd., n° 2, 1872).

— Leçons de clinique médic., t. III, 1898, p. 17 et p. 122.

— Anatomie clinique des centres nerveux.

— Diagnostic des mal. de l'encéphale. Siège des lésions.

— La sensation du « Déjà vu » *in* Journal de Psych. norm. et path., 1904, n° 1.

Grasset et Rauzier. — Traité pratique des mal. du syst. nerveux, chap. Aphasie, 1894.

Guido Banti. — Afasia et sue forme. (Lo sperimentale, t. 47, 1886).

Guillon (A.). — Les maladies de la mémoire : hypermnésies. Paris, in 8°, 1897, J.-B. Baillière, édit.

Gutzman. — (Heilungsversuche dei centro motorischer und centrosensorischer Aphasie. (Arch. für Psych. Bd. XXVIII, H. 2, 1896).

Hallenvorden. — (Ueber anänfische sprachstörung. Archiv. für Psychiatrie und Nevernkrankheiter, t. XXVIII, 1896, p. 896).

Hédon. — Précis de physiologie (collection Testut).

Heilbronner. — Ein Fall von Aphasie Bei Gehirnles (Allegemeine Zeitschrift, für Psychiatre).

Hirt (Louis). — Pathologie et thérapie des mal. du syst. nerveux. Trad. française, Liège, 1891.

Jaccoud. — Traité de Pathologie interne, chapitre aphasie.

Janet (Paul). — Le cerveau et la pensée.

Koutchinsky. — L'Aphasie amnésique Th. de Montpel., 1900, n° 47.

KUSSMAUL. — Die storungen des sprache (Leipzig, 1873). Traduit par Rueff, 1884.

LADAME. — Rapport au congrès de Paris de 1900, sur l'Aph motrice pure.

LEGROUX. — De l'Aphasie. Thèse d'Agr., Paris 1875.

LEPINE. — Bulletin de la société anat., 1874, p. 363.

— Des localisations dans les mal. cérébr. Thèse d'agr., Paris, 1875.

LICHTEIM. — Ueber aphasie (Deutsch archiv. für Klin. med., 1885). Les travaux de Liechteim ont été analysés par Keraval *in* arch. de neurologie, vol. IX, 1885.

LORDAT. — Analyse de la parole pour servir à la théorie de divers cas d'alalie et paralalie (de mutisme et d'imperfection du parler) que les nosologistes ont mal connue. Journal de la soc. pratique de Montpellier, t. VII et VIII, 1843 et 1844. Réimprimé *in* Montp. méd., 1884.

LOUYER-VILLERMAY. — Essai sur les maladies de la mémoire *in* Mém. de la Société de méd. de Paris, 1817.

MARIE. — Revue génér. de l'Aphasie *in* Rev. de méd., 1883, p. 696.

— L'évolution du langage considérée au point de vue de l'étude de l'Aphasie. Presse médicale, 1897, p. 397.

MAURIAC. — Aph. et hémiplégie droite syphilitique et à forme intermittente. Gaz. hebd., 1876, n° 5 et suiv.

— Leçons sur l'aph. syphilitique et les localisations de la syphilis corticale du cerveau. Gaz. hebd., 1877, n° 6.

MEYNERT. — Zeitschrift der gesellschaft der Aerzte (1880).

— Vierteljarhschrift für Psychiatrie (1868).

MIRALLIÉ. — De l'aphasie sensorielle. Thèse Paris, 1896.

OLTUSZEWSKI (Wl.). — Psychophysiologie der Sprache. Tirage à part du Monatsschrift für d. gesaumte sprach heilkunde. Analysé dans le Progrès méd., 22 janvier 1898, 3e série, t. VII, n° 4, p. 57.

OULMONT. — Soc. anat., 27 avril 1877. (Progr. méd., 32.)

PICK. — L'importance du centre auditif du langage comme organe d'arrêt du mécanisme du langage. Rapport au Congrès de Paris de 1900.

PIORRY. — Traité de diagnostic et de séméiologie. Paris, 1838, t. III, p. 203.

PITRES. — Recherches sur les lésions du centre ovale. Paris, 1877.

PITRES. — Considérations sur l'agraphie. (Revue de méd., 1884).

— Rapport au congrès de Lyon, 1894.

— L'aphasie amnésique et ses variétés cliniques. Progrès médical, 1898, nos 21, 22, 24, 26, 28 et 31.

— Les paraphasies. (Revue de méd., 1899.)

— Etude sur l'aphasie chez les polyglottes. (Rev de méd., t. XV, nov. 1895.)

PROUST. — De l'aphasie. (Arch. génér. de médecine, 1872.)

RAYMOND. — Leçons clin. sur les mal. du syst. nerveux. 5e série, 1901, p. 630 Un cas d'aphasie hystérique.

RIBOT. — Les maladies de la mémoire. (1 vol., in-12, 1892, Alcan, édit.)

RICHET (Ch.). — Les origines et les modalités de la mémoire. (Revue philosophique, juin 1886, t. XXI.)

ROBIN (Albert). — Traité de thérapeutique appliquée. Article du professeur Grasset sur le traitement de l'aphasie, 1898, fascicule XIV, p. 170.

ROSS (James). — On aphasia. (London, 1897.)

ROUILLARD. — Essai sur les amnésies, principalement au point de vue étiologique. Th. de Paris, 1885.

SAZIE. — Troubles intellectuels dans l'aphasie. Th. de Paris, 1879, no 243.

SOLLIER. — Le problème de la mémoire, 1900.

— Les troubles de la mémoire, 1 vol., in-12, 1892. Rueff, édit.

SOURY. — Système nerveux central.

TAINE. — De l'intelligence. T. I, p 39, 151 et 152.

TESTUT. — Traité d'anat. humaine. T. II, 2e fascicule, syst. nerveux central.

THOMAS et ROUX. — Rééducation de la parole dans l'A. motrice. (Société de Biol., 1895, p. 733.)

TOUCHE. — Contribution à l'étude clinique et anatomo-pathologique de l'aph. sensorielle. (Arch génér. de méd., 1899, t. II.)

TRENEL. — Aphasie amnésique. Nouv. iconographie de la Salpêtrière, 1899, p. 433.

TROUSSEAU. — De l'aphasie. Maladie décrite récemment sous le nom impropre d'aphémie. Leçons cliniques faites à l'Hôtel-Dieu. Gazette des hôpitaux, 1864.

VAN BIERVLIET. — La mémoire. 1 vol. in-18, 1902. O. Doin, édit.

Van Gehuchten. — Anatomie du système nerveux de l'homme.
Vires. — Diagnostic et traitement des maladies nerveuses.
Wernicke. — Ueber aphasische symptômes complex. Breslau, 1871.
Wyllie (John). — The disorders of speech. Edinburg, 1890.
Zaborowski. — L'origine du langage. Paris, Germer-Baillière.

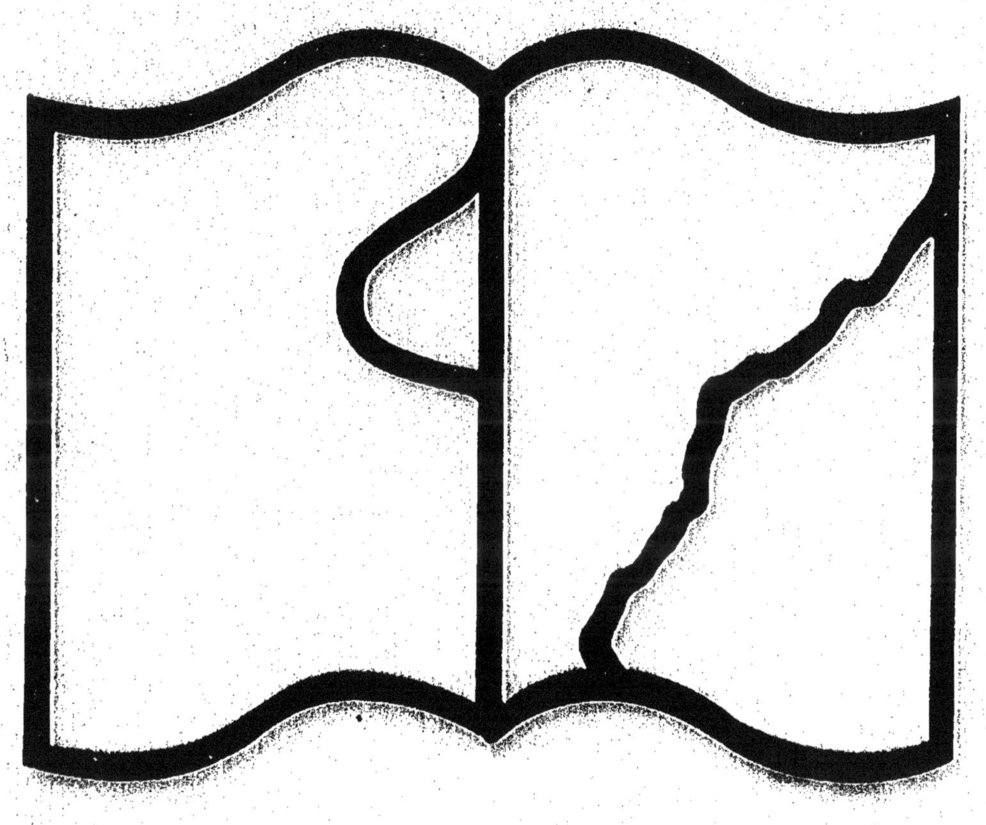

Texte détérioré — reliure défectueuse

NF Z 43-120-11

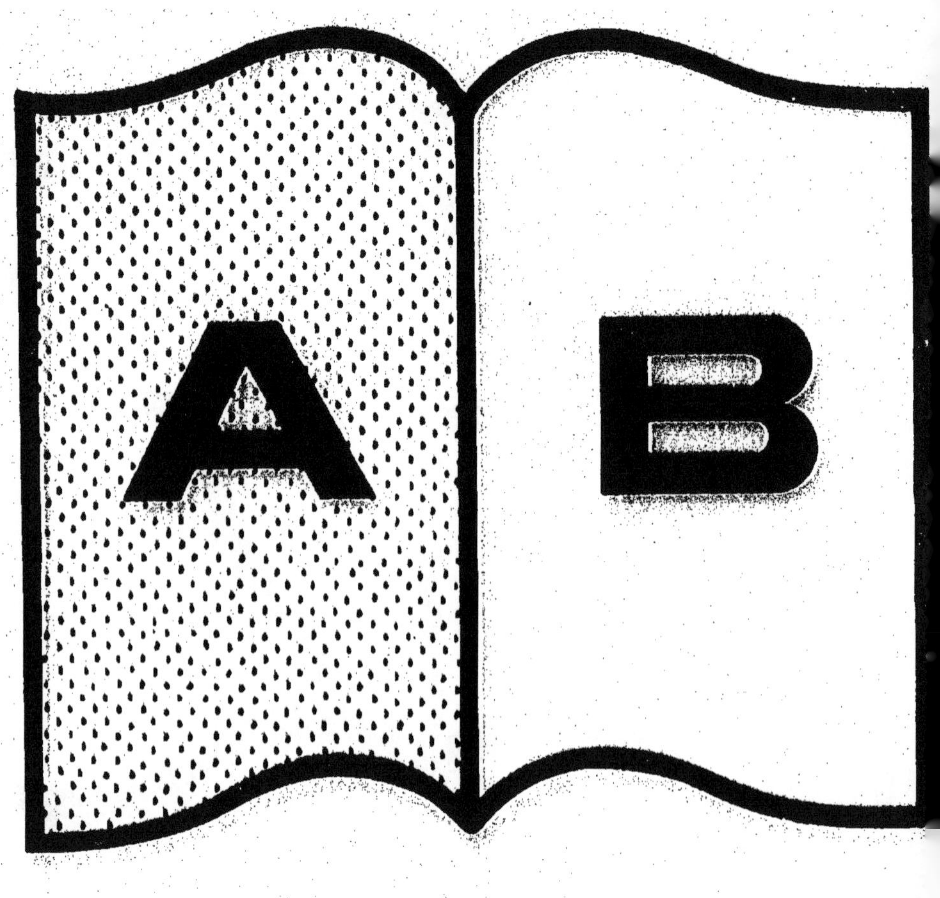
A
B

www.ingramcontent.com/pod-product-compliance
Ingram Content Group UK Ltd.
Pitfield, Milton Keynes, MK11 3LW, UK
UKHW021006200726
13857UKWH00004B/1304

9 782012 893276